主编◎梁黎　王春林

ZHULI SHENGZHANG
YILU TONGXING
DAKAI ZHU HAIZI ZHANGGAO DE
DIANTANG ZHIMEN

助力生长
医路童行

——打开助孩子长高的殿堂之门

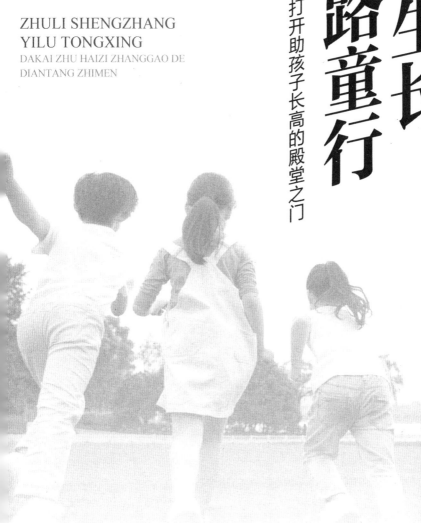

浙江大学出版社
ZHEJIANG UNIVERSITY PRESS

编 委 会

　　转眼间，距笔者编写《儿童生长发育诊疗室》（以下简称"扫盲本"）已过去十七八年。时过境迁，儿童生长发育已成为当下儿科最热门的专业，社会也催生了很多助身高增长的产业，家长们为了孩子长高可谓费尽心思。但是他们对这个领域的认识有很多的误区，有些家长不计成本的付出不但没有结果，反而延误了孩子最佳的治疗时机，造成终身遗憾。当年的"扫盲本"已跟不上时代发展的需要。笔者利用所学的医学专业知识和近40年的临床工作经验，将行医过程中碰到的典型案例以及父母们最常提出的问题进行分析整理，编写了此书。全书分三个部分：第一部分简略介绍儿童生长发育相关知识（附有各年龄身高和体重参考值以及骨龄对照图）；第二部分对家长和进修医生提问概率最高的十二大问题进行答疑解惑；第三部分是童行路上趣味读物，主要是临床上碰到的一些典型案例，有经验、有教训。笔者希望以科学性结合通俗性和实用性的内容，将有关小儿生长发育的医学知识深入浅出地奉献给读者，为读者打开助孩子长高的殿堂之门。

最后，衷心感谢王春林主任和参编者的精诚合作！谢谢你们的辛勤付出！

梁　黎

浙江大学医学院附属第一医院

2021年6月（写于荣休前夕）

目 录

CONTENTS

第一部分　生长发育相关知识

一、小儿年龄分期及其生长特点 ……………… 1

（一）胎儿期 ………………………………… 1

（二）新生儿期 ……………………………… 2

（三）婴儿期 ………………………………… 2

（四）幼儿期 ………………………………… 2

（五）学龄前期 ……………………………… 2

（六）学龄期 ………………………………… 3

（七）青春期 ………………………………… 3

二、生长发育评价及其对照表 ………………… 3

（一）身长／身高的评价 …………………… 3

（二）体重的评价 …………………………… 8

（三）体重指数的评价 ……………………… 12

（四）青春期性发育的评价 ………………… 13

三、骨龄及其参考图片 ………………………… 15

（一）骨龄评价 ……………………………… 16

1

（二）可参考的骨龄图片 ················· 16

四、生长迟缓相关疾病简介 ················· 19

（一）生长激素缺乏症 ················· 19

（二）特发性矮身材 ················· 21

（三）家族性矮身材 ················· 22

（四）体质性生长发育延迟 ················· 22

（五）小于胎龄儿 ················· 23

（六）甲状腺功能减低 ················· 24

（七）染色体病 ················· 25

（八）其他影响身高的疾病 ················· 27

五、性发育异常相关疾病简介 ················· 27

（一）中枢性性早熟 ················· 27

（二）周围性性早熟 ················· 30

（三）部分性性早熟 ················· 33

（四）小儿性发育异常 ················· 33

（五）青春期男性乳房发育 ················· 34

六、常用药物及其注意事项 ················· 34

（一）生长激素 ················· 34

（二）促性腺激素释放激素类似物 ················· 38

（三）芳香化酶抑制剂 ················· 43

第二部分 十二大问题答疑解惑

一、既然骨龄测评及预测成年身高不能保证 100% 准确，
那测评有什么意义？ ················· 47

（一）成年身高预测的意义 ················· 48

（二）成年身高预测的方法 ·············· 48

二、生长激素峰值低于 10ng/mL，为什么不一定是生长
激素缺乏症？ ···························· 51

（一）为什么要做 GH 药物激发试验？ ······· 52

（二）GH 药物激发试验是 GH 缺乏症唯一的评判
方法吗？ ···························· 52

（三）GH 缺乏症该如何诊断？ ··············· 53

三、没开始性发育，为什么骨龄会大于年龄？ ····· 53

四、多毛是性早熟吗？ ····················· 56

五、性早熟儿童将来的成年身高一定会矮吗？ ····· 57

六、GnRHa 联合生长激素治疗适合哪些患儿？ ····· 58

七、停用 GnRHa 后多少时间才能恢复发育？ ······· 60

八、在抑制骨龄方面，如何选用 GnRHa 和芳香化酶抑制
剂？ ·································· 61

九、治疗过程中为什么要定期复查监测？ ········· 62

十、何时可考虑停用 GnRHa（"抑制针"）？ ····· 63

十一、哪些患儿需要查染色体？ ··············· 65

十二、哪些患儿需要做基因检测？ ··············· 65

第三部分 ▶ 童行路上趣味读物

一、奇妙的 21cm 身高差 ···················· 67

二、好睡眠助孩子长高之谜 ···················· 71

（一）什么是好睡眠？ ····················· 71

（二）为什么好睡眠能助孩子长高？ ··········· 72

（三）儿童睡眠卫生学的基本法则 ··········· 74

三、"快速长高"背后的陷阱 ⋯⋯⋯⋯⋯⋯⋯⋯76

四、五花八门的"增高术" ⋯⋯⋯⋯⋯⋯⋯⋯80

五、138cm 的终生之痛⋯⋯⋯⋯⋯⋯⋯⋯⋯⋯83

六、微妙的"小青春期" ⋯⋯⋯⋯⋯⋯⋯⋯⋯86

（一）宝宝乳房增大是怎么一回事？ ⋯⋯⋯87

（二）萱萱需要做 GnRH 激发试验吗？ ⋯⋯88

（三）萱萱需要服"大补阴丸"吗？ ⋯⋯⋯⋯88

（四）宝宝乳房大了该注意什么？ ⋯⋯⋯⋯89

七、众说纷纭的补锌和补钙 ⋯⋯⋯⋯⋯⋯⋯90

（一）生长发育与微量元素和钙的关系 ⋯⋯90

（二）宝宝不能承受过量补充微量元素和钙⋯91

（三）影响微量元素和钙吸收的因素 ⋯⋯⋯91

（四）了解宝宝缺乏微量元素的蛛丝马迹 ⋯92

（五）父母对钙、维生素 D 认识和使用上的误区 92

（六）宝宝到底怎样补锌和补钙最好呢？ ⋯95

八、小胖墩的地域差异 ⋯⋯⋯⋯⋯⋯⋯⋯⋯96

（一）与气候和吃有关 ⋯⋯⋯⋯⋯⋯⋯⋯⋯96

（二）大城市胖子多 ⋯⋯⋯⋯⋯⋯⋯⋯⋯⋯97

九、走出儿童糖尿病之误区 ⋯⋯⋯⋯⋯⋯⋯100

十、20 分钟与一生 ⋯⋯⋯⋯⋯⋯⋯⋯⋯⋯⋯103

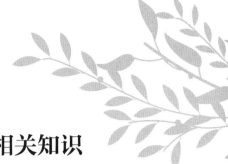

第一部分　生长发育相关知识

一、小儿年龄分期及其生长特点

小儿生长发育遵循一定规律持续进行，正常的生长发育是健康的体现，而异常的生长发育即为病态，但必须注意个体发育之间存在的差异，有时要连续观察方能得出相对正确的结论。整个小儿期划分为下列几个阶段。

（一）胎儿期

胎儿期指自受精卵着床起至出生当天止，历40周，共280天。母亲妊娠期间受不利因素影响，包括感染、严重疾病、心理创伤、营养缺乏、接触放射性物质或毒品、滥用药物等都可能影响胎儿的正常生长发育。

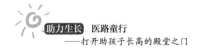
（二）新生儿期

新生儿期指自出生后脐带结扎时起至出生后 28 天止。此期小儿脱离母体独立生存，身体内外环境发生极大改变，环境适应能力尚不完善，产伤、感染等疾病发病率高，先天性畸形大多被发现，死亡率较高。

（三）婴儿期

婴儿期指自出生后起至 1 周岁止（包含新生儿期）。此期是小儿生长发育最快速的阶段，平均长高约 25cm，体重达出生时的 3 倍。此期婴儿生长速度快、对营养的需求高；但各器官功能不够成熟完善，且婴儿体内来自母体的抗体逐渐减少，容易发生消化功能紊乱，经受各种感染。

（四）幼儿期

幼儿期指自 1 周岁起至 3 周岁止。此期小儿生长发育速度较前一期减缓，活动范围增加，接触事物增多，智能发育迅速。此期调节消化功能和预防感染仍是需要关注的重点，同时也要注意防止意外伤害的发生。

（五）学龄前期

学龄前期指自 3 周岁起至 6 周岁止。此期系幼儿园入园阶段，小儿生长发育速度平稳，平均每年长高 7cm 左右，智能发育更加迅速。

（六）学龄期

学龄期指自入小学起（6～7周岁）至青春期前止。此期生长发育速度减缓，平均每年长高6cm左右，器官功能（除生殖系统）和智能发育进一步成熟，可以接受体育训练和系统地学习科学文化知识。

（七）青春期

青春期指10～20周岁。女孩的青春期开始与结束时间一般比男孩早2年左右，但个体差异较大。此期，生长发育再次加速。平均年生长峰值：女孩8.3cm，男孩9.5cm。整个青春期平均长高数值：女孩20～25cm，男孩比女孩多3～5cm。生殖系统发育渐加速并趋于成熟。

二、生长发育评价及其对照表

小儿生长发育受遗传、营养、内分泌、慢性疾病及生活环境等影响，处于动态过程中。对小儿生长发育状况进行评估是发现潜在疾病和判断治疗效果的关键。

（一）身长／身高的评价

1. 身长／身高

包括头长、脊柱和下肢的长度。一般3周岁以下测身长，3周岁以上测身高。

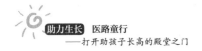

2. 测量方法

测量从头顶到足底的距离，3 周岁以下用婴儿标准量床测量卧位身长，3 周岁以上用身高计测量立位身高，读数精确到 0.1cm。如果 3 周岁后仍不能很好地独自站立，也可测量身长，测量值需减去 0.7cm 再与身高参照值进行比对。

测身高的站姿要求：被测量者脱鞋、帽子和外套，最好仅穿内衣，站立于木板台上，取立正姿势，两眼直视向前，胸部稍挺起，腹部微后收，两臂自然下垂，手指并拢，脚跟靠拢，脚尖分开约 60°，后脑勺、脚跟、臀部和两肩胛角间中点几个点同时接触立柱。测量者手扶滑测板使之轻轻向下移动，直到板底与颅顶点恰好相接触，注意测量者的眼睛要与滑测板在一个水平面上。

注意点 ①如需动态观察孩子的生长速率，用同一种测量工具，在一天中的同一时间，由同一人进行测量，测量结果会相对比较准确；②一般情况下，人在早上的身高比在下午的高 1cm 左右；③孩子站姿错误也会导致测量误差的产生。

评价标准 参照 2005 年"中国 0 ～ 18 岁男童身高百分位参照值"（表 1-1）和"中国 0 ～ 18 岁女童身高百分位参照值"（表 1-2）。第 50 百分位（50th percentile，P50）为该年龄的平均身高，低于第 3 百分位（3rd percentile，P3）即判断为矮小，高于第 97 百分位（97th percentile，P97）即判断为超高。

临床上也有用比较严格的标准差法（Standard Deviation, SD）进行身高的评价，低于 $-2SD$，即约 2.3 百分位（P2.3），判断为矮小；高于 +2*SD*，即约 97.7 百分位（P97.7），判断为超高。[①]

表 1-1　中国 0 ～ 18 岁男童身高百分位参照值

（单位：cm）

年龄	P3	P10	P25	P50	P75	P90	P97
出生	47.1	48.1	49.2	50.4	51.6	52.7	53.8
2 月	54.6	55.9	57.2	58.7	60.3	61.7	63.0
4 月	60.3	61.7	63.0	64.6	66.2	67.6	69.0
6 月	64.0	65.4	66.8	68.4	70.0	71.5	73.0
9 月	67.9	69.4	70.9	72.6	74.4	75.9	77.5
12 月	71.5	73.1	74.7	76.5	78.4	80.1	81.8
15 月	74.4	76.1	77.8	79.8	81.8	83.6	85.4
18 月	76.9	78.7	80.6	82.7	84.8	86.7	88.7
21 月	79.5	81.4	83.4	85.6	87.9	90.0	92.0
2 岁	82.1	84.1	86.2	88.5	90.9	93.1	95.3
2.5 岁	86.4	88.6	90.8	93.3	95.9	98.2	100.5
3 岁	89.7	91.9	94.2	96.8	99.4	101.8	104.1
3.5 岁	93.4	95.7	98.0	100.6	103.2	105.7	108.1
4 岁	96.7	99.1	101.4	104.1	106.9	109.3	111.8
4.5 岁	100.0	102.4	104.9	107.7	110.5	113.1	115.7
5 岁	103.3	105.8	108.4	111.3	114.2	116.9	119.6
5.5 岁	106.4	109.0	111.7	114.7	117.7	120.5	123.3
6 岁	109.1	111.8	114.6	117.7	120.9	123.7	126.6
6.5 岁	111.7	114.5	117.4	120.7	123.9	126.9	129.9
7 岁	114.6	117.6	120.6	124.0	127.4	130.5	133.7

① 李辉，季成叶，宗心南，等 . 中国 0 ～ 18 岁儿童、青少年身高、体重的标准化生长曲线 [J]. 中华儿科杂志，2009, 47(7): 487—492.

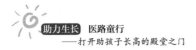

助力生长 医路童行
——打开助孩子长高的殿堂之门

续表

年龄	P3	P10	P25	P50	P75	P90	P97
7.5 岁	117.4	120.5	123.6	127.1	130.7	133.9	137.2
8 岁	119.9	123.1	126.3	130.0	133.7	137.1	140.4
8.5 岁	122.3	125.6	129.0	132.7	136.6	140.1	143.6
9 岁	124.6	128.0	131.4	135.4	139.3	142.9	146.5
9.5 岁	126.7	130.3	133.9	137.9	142.0	145.7	149.4
10 岁	128.7	132.3	136.0	140.2	144.4	148.2	152.0
10.5 岁	130.7	134.5	138.3	142.6	147.0	150.9	153.9
11 岁	132.9	136.8	140.8	145.3	149.9	154.0	158.1
11.5 岁	135.3	139.5	143.7	148.4	153.1	157.4	161.7
12 岁	138.1	142.5	147.0	151.9	157.0	161.5	166.0
12.5 岁	141.1	145.7	150.4	155.6	160.8	165.5	170.2
13 岁	145.0	149.6	154.3	159.5	164.8	169.5	174.2
13.5 岁	148.8	153.3	157.9	163.0	168.1	172.7	177.2
14 岁	152.3	156.7	161.0	165.9	170.7	175.1	179.4
14.5 岁	155.3	159.4	163.6	168.2	172.8	176.9	181.0
15 岁	157.5	161.4	165.4	169.8	174.2	178.2	182.0
15.5 岁	159.1	162.9	166.7	171.0	175.2	179.1	182.8
16 岁	159.9	163.6	167.4	171.6	175.8	179.5	183.2
16.5 岁	160.5	164.2	167.9	172.1	176.2	179.9	183.5
17 岁	160.9	164.5	168.2	172.3	176.4	180.1	183.7
18 岁	161.3	164.9	168.6	172.7	176.7	180.4	183.9

表1-2　中国0～18岁女童身高百分位参照值

（单位：cm）

年龄	P3	P10	P25	P50	P75	P90	P97
出生	46.6	47.5	48.6	49.7	50.9	51.9	53.0
2月	53.4	54.7	56.0	57.4	58.9	60.2	61.6
4月	59.1	60.3	61.7	63.1	64.6	66.0	67.4
6月	62.5	63.9	65.2	66.8	68.4	69.8	71.2
9月	66.4	67.8	69.3	71.0	72.8	74.3	75.9
12月	70.0	71.6	73.2	75.0	76.8	78.5	80.2
15月	73.2	74.9	76.6	78.5	80.4	82.2	84.0
18月	76.0	77.7	79.5	81.5	83.6	85.5	87.4
21月	78.5	80.4	82.3	84.4	86.6	88.6	90.7
2岁	80.9	82.9	84.9	87.2	89.6	91.7	93.9
2.5岁	85.2	87.4	89.6	92.1	94.6	97.0	99.3
3岁	88.6	90.8	93.1	95.6	98.2	100.5	102.9
3.5岁	92.4	94.6	96.8	99.4	102.0	104.4	106.8
4岁	95.8	98.1	100.4	103.1	105.7	108.2	110.6
4.5岁	99.2	101.5	104.0	106.7	109.5	112.1	114.7
5岁	102.3	104.8	107.3	110.2	113.1	115.7	118.4
5.5岁	105.4	108.0	110.6	113.5	116.5	119.3	122.0
6岁	108.1	110.8	113.5	116.6	119.7	122.5	125.4
6.5岁	110.6	113.4	116.2	119.4	122.7	125.6	128.6
7岁	113.3	116.2	119.2	122.5	125.9	129.0	132.1
7.5岁	116.0	119.0	122.1	125.6	129.1	132.3	135.5
8岁	118.5	121.6	124.9	128.5	132.1	135.4	138.7
8.5岁	121.0	124.2	127.6	131.3	135.1	138.5	141.9
9岁	123.3	126.7	130.2	134.1	138.0	141.6	145.1
9.5岁	125.7	129.3	132.9	137.0	141.1	144.8	148.5
10岁	128.3	132.1	135.9	140.1	144.4	148.2	152.0
10.5岁	131.1	135.0	138.9	143.3	147.7	151.6	155.6
11岁	134.2	138.2	142.2	146.6	151.1	155.2	159.2

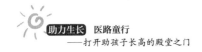
续表

年龄	P3	P10	P25	P50	P75	P90	P97
11.5 岁	137.2	141.2	145.2	149.7	154.1	158.2	162.1
12 岁	140.2	144.1	148.0	152.4	156.7	160.7	164.5
12.5 岁	142.9	146.6	150.4	154.6	158.8	162.6	166.3
13 岁	145.0	148.6	152.2	156.3	160.3	164.0	167.6
13.5 岁	146.7	150.2	153.7	157.6	161.6	165.0	168.6
14 岁	147.9	151.3	154.8	158.6	162.4	165.9	169.3
14.5 岁	148.9	152.2	155.6	159.4	163.1	166.5	169.8
15 岁	149.5	152.8	156.1	159.8	163.5	166.8	170.1
15.5 岁	149.9	153.1	156.5	160.1	163.8	167.1	170.3
16 岁	149.8	153.2	156.4	160.1	163.8	167.1	170.3
16.5 岁	149.9	153.2	156.5	160.2	163.8	167.1	170.4
17 岁	150.1	153.4	156.7	160.3	164.0	167.3	170.5
18 岁	150.4	153.7	157.0	160.6	164.2	167.5	170.7

（二）体重的评价

1. 测量方法

根据小儿不同的年龄，体重测量可选用婴儿秤、电子秤等。使用前需要将秤校正并调至零点。测量体重时，脱鞋、帽，尽量少穿衣服，婴儿除去尿布。测量值读数时，婴儿精确至 0.01kg。

2. 评价标准

参照 2005 年"中国 0~18 岁男童体重百分位参照值"（表 1-3）和"中国 0 ～ 18 岁女童体重百分位参照值"（表 1-4）。体重位于第 3 百分位（P3）至第 97 百分位（P97）之间视为正常。[1]

---

[1] 李辉, 季成叶, 宗心南, 等. 中国 0 ～ 18 岁儿童、青少年身高、体重的标准化生长曲线 [J]. 中华儿科杂志, 2009, 47(7): 487-492.

表 1-3　中国 0~18 岁男童体重百分位参照值

（单位：kg）

年龄	P3	P10	P25	P50	P75	P90	P97
出生	2.62	2.83	3.06	3.32	3.59	3.85	4.12
2 月	4.53	4.88	5.25	5.68	6.15	6.59	7.05
4 月	5.99	6.43	6.90	7.45	8.04	8.61	9.20
6 月	6.80	7.28	7.80	8.41	9.07	9.70	10.37
9 月	7.56	8.09	8.66	9.33	10.06	10.75	11.49
12 月	8.16	8.72	9.33	10.05	10.83	11.58	12.37
15 月	8.68	9.27	9.91	10.68	11.51	12.30	13.15
18 月	9.19	9.81	10.48	11.29	12.16	13.01	13.90
21 月	9.71	10.37	11.08	11.93	12.86	13.75	14.70
2 岁	10.22	10.90	11.65	12.54	13.51	14.46	15.46
2.5 岁	11.11	11.85	12.66	13.64	14.70	15.73	16.83
3 岁	11.94	12.74	13.61	14.65	15.80	16.92	18.12
3.5 岁	12.73	13.58	14.51	15.63	16.86	18.08	19.38
4 岁	13.52	14.43	15.43	16.64	17.98	19.29	20.71
4.5 岁	14.37	15.35	16.43	17.75	19.22	20.67	22.24
5 岁	15.26	16.33	17.52	18.98	20.61	22.23	24.00
5.5 岁	16.09	17.26	18.56	20.18	21.98	23.81	25.81
6 岁	16.8	18.06	19.49	21.26	23.26	25.29	27.55
6.5 岁	17.53	18.92	20.49	22.45	24.70	27.00	29.57
7 岁	18.48	20.04	21.81	24.06	26.66	29.35	32.41
7.5 岁	19.43	21.17	23.16	25.72	28.70	31.84	35.45
8 岁	20.32	22.24	24.46	27.33	30.71	34.31	38.49
8.5 岁	21.18	23.28	25.73	28.91	32.69	36.74	41.49
9 岁	22.04	24.31	26.98	30.46	34.61	39.08	44.35
9.5 岁	22.95	25.42	28.31	32.09	36.61	41.49	47.24
10 岁	23.89	26.55	29.66	33.74	38.61	43.85	50.01
10.5 岁	24.96	27.83	31.20	35.58	40.81	46.40	52.93
11 岁	26.21	29.33	32.97	37.69	43.27	49.20	56.07

9

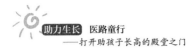
续表

年龄	P3	P10	P25	P50	P75	P90	P97
11.5 岁	27.59	30.97	34.91	39.98	45.94	52.21	59.40
12 岁	29.09	32.77	37.03	42.49	48.86	55.50	63.04
12.5 岁	30.74	34.71	39.29	45.13	51.89	58.90	66.81
13 岁	32.82	37.04	41.90	48.08	55.21	62.57	70.83
13.5 岁	35.03	39.42	44.45	50.85	58.21	65.80	74.33
14 岁	37.36	41.80	46.90	53.37	60.83	68.53	77.20
14.5 岁	39.53	43.94	49.00	55.43	62.86	70.55	79.24
15 岁	41.43	45.77	50.75	57.08	64.40	72.00	80.60
15.5 岁	43.05	47.31	52.19	58.39	65.57	73.03	81.49
16 岁	44.28	48.47	53.26	59.35	66.40	73.73	82.05
16.5 岁	45.30	49.42	54.13	60.12	67.05	74.25	82.44
17 岁	46.06	50.11	54.77	60.68	67.51	74.62	82.70
18 岁	47.01	51.02	55.6	61.40	68.11	75.08	83.00

表1-4 中国0～18岁女童体重百分位参照值

（单位：kg）

年龄	P3	P10	P25	P50	P75	P90	P97
出生	2.57	2.76	2.96	3.21	3.49	3.75	4.04
2 月	4.21	4.50	4.82	5.21	5.64	6.06	6.51
4 月	5.55	5.93	6.34	6.83	7.37	7.90	8.47
6 月	6.34	6.76	7.21	7.77	8.37	8.96	9.59
9 月	7.11	7.58	8.08	8.69	9.36	10.01	10.71
12 月	7.70	8.20	8.74	9.40	10.12	10.82	11.57
15 月	8.22	8.75	9.33	10.02	10.79	11.53	12.33
18 月	8.73	9.29	9.91	10.65	11.47	12.25	13.11
21 月	9.26	9.86	10.51	11.30	12.17	13.01	13.93
2 岁	9.76	10.39	11.08	11.92	12.84	13.74	14.71
2.5 岁	10.65	11.35	12.12	13.05	14.07	15.08	16.16
3 岁	11.50	12.27	13.11	14.13	15.25	16.36	17.55
3.5 岁	12.32	13.14	14.05	15.16	16.38	17.59	18.89

年龄	P3	P10	P25	P50	P75	P90	P97
4 岁	13.10	13.99	14.97	16.17	17.50	18.81	20.24
4.5 岁	13.89	14.85	15.92	17.22	18.66	20.10	21.67
5 岁	14.64	15.68	16.84	18.26	19.83	21.41	23.14
5.5 岁	15.39	16.52	17.78	19.33	21.06	22.81	24.72
6 岁	16.10	17.32	18.68	20.37	22.27	24.19	26.30
6.5 岁	16.80	18.12	19.60	21.44	23.51	25.62	27.96
7 岁	17.58	19.01	20.62	22.64	24.94	27.28	29.89
7.5 岁	18.39	19.95	21.71	23.93	26.48	29.08	32.01
8 岁	19.20	20.89	22.81	25.25	28.05	30.95	34.23
8.5 岁	20.05	21.88	23.99	26.67	29.77	33.00	36.69
9 岁	20.93	22.93	25.23	28.19	31.63	35.26	39.41
9.5 岁	21.89	24.08	26.61	29.87	33.72	37.79	42.51
10 岁	22.98	25.36	28.15	31.76	36.05	40.63	45.59
10.5 岁	24.22	26.80	29.84	33.80	38.53	43.61	49.59
11 岁	25.74	28.53	31.81	36.10	41.24	46.78	53.33
11.5 岁	27.43	30.39	33.86	38.40	43.85	49.73	56.67
12 岁	29.33	32.42	36.04	40.77	46.42	52.49	59.64
12.5 岁	31.22	34.39	38.09	42.89	48.60	54.71	61.86
13 岁	33.09	36.29	40.00	44.79	50.45	56.46	63.45
13.5 岁	34.82	38.01	41.69	46.42	51.97	57.81	64.55
14 岁	36.38	39.55	43.19	47.83	53.23	58.88	65.36
14.5 岁	37.71	40.84	44.43	48.97	54.23	59.70	65.93
15 岁	38.73	41.83	45.36	49.82	54.96	60.28	66.30
15.5 岁	39.51	42.58	46.06	50.45	55.49	60.69	66.55
16 岁	39.96	43.01	46.47	50.81	55.79	60.91	66.69
16.5 岁	40.29	43.32	46.76	51.07	56.01	61.07	66.78
17 岁	40.44	43.47	46.90	51.20	56.11	61.15	66.82
18 岁	40.71	43.73	47.14	51.41	56.28	61.28	66.89

（三）体重指数的评价

体重指数（Body Mass Index，BMI）等于体重除以身高的平方，算式为体重（kg）/ 身高^2（m^2）。

由于体重与身高相关，所以若单凭体重判断小儿是否肥胖，容易误判。举例：一个 10 岁男孩，身高 160cm，体重 50.5kg，对照表 1–3，超过 P97 可判断其为肥胖。但计算其 BMI 为 19.93 kg/m^2，则未达肥胖标准，所以用 BMI 来评价更合理。中国学龄儿童 BMI 参照值详见表 1–5 与表 1–6。BMI 在 P10 至 P90 之间为基本正常范围，超过 P90 或者低于 P10 则需要及时干预。

表 1–5　中国学龄男童 BMI 参照值[1]

（单位：kg/m^2）

年龄 / 岁	P5	P10	P25	P50	P75	P85	P90	P95
7	13.9	14.2	15	15.9	17.5	18.7	19.8	21.6
8	13.9	14.3	15.1	16.2	18.0	19.7	21.0	22.9
9	14.1	14.4	15.3	16.5	18.6	20.9	22.3	24.6
10	14.3	14.9	15.8	17.2	20.2	22.3	23.9	26.2
11	14.6	15.2	16.1	17.8	21.0	23.2	24.2	26.6
12	14.8	15.4	16.5	18.0	21.1	23.4	24.8	27.5
13	15.2	15.9	17.0	18.7	21.5	23.8	25.8	28.7
14	15.8	16.4	17.5	19.3	21.9	24.3	25.9	28.0
15	16.0	16.6	17.8	19.4	21.7	24.2	26	29.0
16	16.6	17.1	18.3	20.2	22.7	25.3	27	30.2

[1]　陈雪峰，梁黎，傅君芬，等. 中国儿童青少年形体测量学参数调查 [J]. 中华流行病学杂志，2012,33(5):449—454. DOI:10.3760/cma.j.issn.0254−6450.2012.05.001.

表 1-6 中国学龄女童 BMI 参照值 [1]

（单位：kg/m²）

年龄 / 岁	P5	P10	P25	P50	P75	P85	P90	P95
7	13.3	13.6	14.5	15.4	16.9	18.0	18.9	20.8
8	13.5	13.9	14.6	15.6	17.3	18.5	19.7	21.3
9	13.5	14.1	14.9	16.0	17.6	19.0	20.1	22.5
10	13.7	14.3	15.2	16.5	18.7	20.4	21.5	23.7
11	14.1	14.7	15.7	17.3	19.6	21.4	22.7	25.0
12	14.6	15.1	16.3	17.9	20.4	22.2	23.4	25.7
13	15.2	15.9	17.0	18.6	20.9	22.7	23.9	26.1
14	15.9	16.5	17.7	19.3	21.4	22.8	23.9	26.1
15	16.3	16.9	18.2	19.6	21.5	22.9	24.0	25.7
16	16.6	17.3	18.5	21.1	21.8	23.1	24.8	27.1

（四）青春期性发育的评价

性器官及第二性征的发育程度一般能反映青春期发育的进程。所以，男孩的睾丸和阴毛以及女孩的乳房、阴毛和卵巢发育情况是评价青春期性发育的常用指标。

1. 睾丸发育的判断

正常青春期男孩开始性发育的首个体征是睾丸增大。男孩睾丸容积的大小可用 Prader 睾丸计（见图 1-1）进行比对，1～3mL 为未发育（青春期前），4mL 判断为性发育开始，成熟男性的睾丸容积大小一般为 20～25mL。

① 陈雪峰，梁黎，傅君芬，等. 中国儿童青少年形体测量学参数调查 [J]. 中华流行病学杂志,2012,33(5):449~454. DOI:10.3760/cma.j.issn.0254-6450.2012.05.001.

第一部分 生长发育相关知识

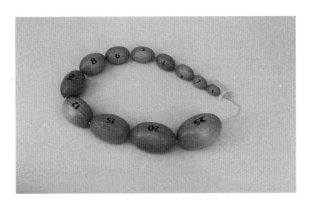

图 1-1　Prader 睾丸计

2. 乳房发育的判断

正常青春期女孩性发育的首个体征是乳房增大，可以是一侧乳房先增大，刚开始时会有硬结和轻微触痛，数月后另一侧再增大。乳房发育的评判以 B1 ～ B5 进行分期。幼儿平坦、未发育的乳房为 B1 期，B2 期即为乳房发育开始，成熟女性的乳房为 B5 期。一般乳房开始发育后 2 年左右女孩月经初潮。

需注意肥胖女童乳房的脂肪堆积与乳腺发育的区分，有时可借助乳腺 B 超检查进行鉴别。

3. 阴毛发育的判断

阴毛（pubic hair，PH）发育以 PH1 ～ PH5 进行分期，无阴毛判断为 PH1 期，出现少量阴毛判断为 PH2 期，青春期末阴毛发育一般已达 PH5 期。

4. 卵巢发育的判断

B 超显示卵巢容积大于 1mL 判断为卵巢发育，可有多个

直径 ≥ 4mm 的卵泡。

三、骨龄及其参考图片

骨龄是骨骼年龄（bone age，BA）的简称。医学研究发现，在人体骨骼发育的过程中，骨化速度及骨骺与干骺端闭合时间及其形态的变化都呈现一定的规律性，这种规律性转化用时间来直观地表示即为骨龄。正常儿童的骨龄与年龄基本保持一致，骨龄相对于年龄提前或落后一年左右都属于正常范围。当儿童身体受到包括但不限于内分泌、营养、环境等因素影响时，骨龄会发生变化，表现为显著的提前或者落后，所以可通过对儿童骨龄的分析评估儿童的生长发育进展程度，协助疾病的诊断、预测小儿成年终身高及指导临床内分泌疾病的用药。基于此，骨龄的准确评估就显得尤为重要。[1]

从理论上来说，人体各部位骨骼的各部分均可用于评估骨骼成熟的程度以确定骨龄，常用的包括手腕、膝等关节部位。其中手腕部因包含腕骨、掌骨、指骨、尺骨和桡骨共 29 块骨头之多而被临床医师青睐，并且其内侧籽骨也是骨骼发育的重要标志，评估时易于拍片和防护，利用其判定骨龄优点较多。故而，国内外临床上多采用拍摄手腕部 X 线片的方法来进行骨骼成熟度的评估。

---

[1] 高海涛，李阳，李辉. 不同营养状况下儿童青少年骨龄发育提前或落后的风险分析[J]. 中国循证儿科杂志，2020, 15(2): 114-117. DOI：10.3969/j.issn.1673-5501.2020.02.006.

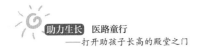
（一）骨龄评价

目前国内外通行的腕骨骨龄评估方法不下十种，原则上可以分为计数法、图谱法、计分法以及新兴骨龄测定法（人工智能骨龄评估）等。

图谱法是一种通过将被检者的手腕部 X 线片与标准化手腕部 X 线片图谱进行比较（标准图谱代表该地区该年龄段正常儿童骨龄的平均水平），以两者最类似的标准图片所对应的骨龄作为被检者的骨龄的方法，目前应用最为广泛。

计分法评估骨龄精确，但是耗费时间长，计算机自动骨龄评估系统为解决这一问题提供了可能。目前，很多计分法技术已被编程用于计算机评估骨龄。

（二）可参考的骨龄图片

我们选取了一些较典型的各个年龄阶段的骨龄图片（见图1-2），供参考。

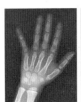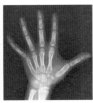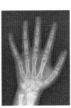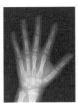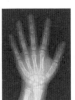

男5岁　　　男5.5岁　　　男6岁　　　男6.5岁　　　男7岁

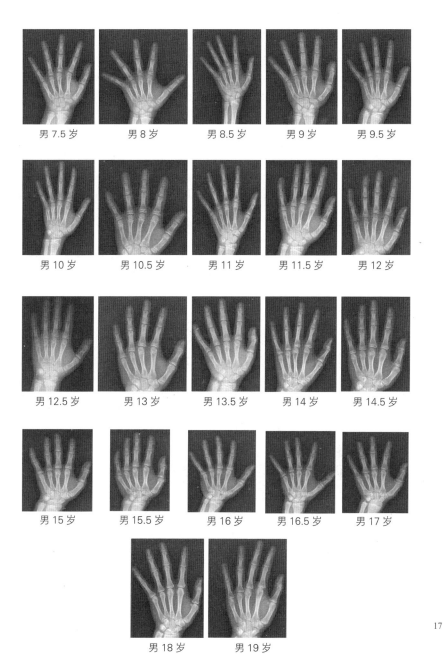

男 7.5 岁　　男 8 岁　　男 8.5 岁　　男 9 岁　　男 9.5 岁

男 10 岁　　男 10.5 岁　　男 11 岁　　男 11.5 岁　　男 12 岁

男 12.5 岁　　男 13 岁　　男 13.5 岁　　男 14 岁　　男 14.5 岁

男 15 岁　　男 15.5 岁　　男 16 岁　　男 16.5 岁　　男 17 岁

男 18 岁　　男 19 岁

第一部分　生长发育相关知识

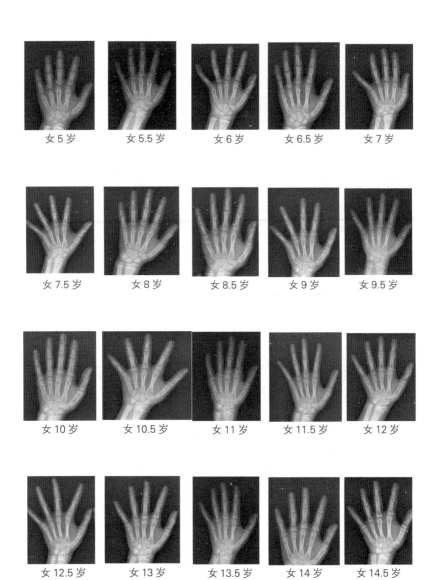

女 5 岁	女 5.5 岁	女 6 岁	女 6.5 岁	女 7 岁
女 7.5 岁	女 8 岁	女 8.5 岁	女 9 岁	女 9.5 岁
女 10 岁	女 10.5 岁	女 11 岁	女 11.5 岁	女 12 岁
女 12.5 岁	女 13 岁	女 13.5 岁	女 14 岁	女 14.5 岁

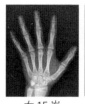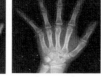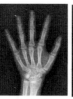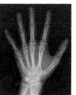

| 女 15 岁 | 女 15.5 岁 | 女 16 岁 | 女 17 岁 |

图 1-2　各个年段的骨龄图

四、生长迟缓相关疾病简介

迄今，已知有数百种疾病会导致身材矮小。可以说，矮小的病因五花八门、错综复杂。一旦发现孩子矮小，就要找儿科内分泌或生长发育专科的医生进行检查，明确诊断，制订干预方案。下面简单介绍几种临床较为常见的导致矮小的疾病。

（一）生长激素缺乏症

人生长激素（human growth hormone，hGH）的基本功能是促进人体各种组织细胞增大和增殖，使骨骼、肌肉和各系统器官生长发育，促进长高。生长激素缺乏症（growth hormone deficiency，GHD）是指垂体前叶分泌的生长激素（growth hormone，GH）不足所导致的矮小症，小儿身高处于同年龄、同性别正常健康儿童生长曲线的第 3 百分位以下或低于均数的负两个标准差（–2*SD*）。根据发病原因的不同可以分为原发性（病因不明）、继发性（因颅内肿瘤或头部创伤等）和暂时性（精神创伤等刺激后）三种。

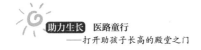
1. 分类

生长激素缺乏分为单一 GH 缺乏和多垂体激素缺乏。

（1）单一 GH 缺乏

在 GHD 患儿中占了大多数。此类患儿出生时身长、体重与孕期大致平行；1～2 岁后生长缓慢逐渐明显，随着患儿年龄增长，矮小程度逐渐加重。典型表型为身材匀称型矮小，圆脸、前额略突出，下颌小，头发纤细柔软，躯体皮下脂肪相对较多，小手、小足，外观明显小于实际年龄。智力大多正常。骨龄落后于生理年龄 2 年或 2 年以上，牙发育延迟，骨质疏松、骨密度降低。青春发育时间常延迟或发育不良。可伴有不同程度的糖、脂肪、蛋白质代谢紊乱。

（2）多垂体激素缺乏

在 GH 缺乏的同时又伴有一种或多种其他垂体激素缺乏，除了上述 GHD 的表现外，还可有其他相应的临床表现。

2. 诊断

因生理状态下 GH 呈脉冲式分泌，单次测定无助于 GHD 的诊断。因此临床多采用 GH 药物激发试验来判断垂体分泌 GH 的功能是否正常。目前我国标准规定，药物激发后 GH 峰值低于 10μg/L，判定为 GH 缺乏。

3. 治疗

①患儿存在病因的要针对病因治疗，如颅内肿瘤需要脑外科手术治疗等。②原发性 GHD 或器质性 GHD 无 GH 治疗禁忌证

者可用基因重组人生长激素（recombinant human growth hormone，rhGH）0.1IU/kg，每晚睡前皮下注射一次。治疗持续时间视 GH 缺乏程度和治疗效果而定。GH 完全缺乏者，改善身高的治疗可持续至骨骺闭合为止。成年 GHD 患者应用 rhGH 主要是为了改善代谢和心功能。也可使用聚乙二醇重组人生长激素（polyethylene glycol-recombinant human growth hormone，PEG-rhGH）注射液，推荐剂量为每次 0.2mg/kg，每周给药一次，皮下注射（上臂、大腿或腹部脐周）。需对药物的安全性和有效性定期随访（详见本部分"六、常用药物及其注意事项"）。

（二）特发性矮身材

特发性矮身材是目前病因未明的所有导致小儿身材矮小的疾病的总称，广义上包括了体质性生长发育延迟、青春期延迟及家族性矮身材。患儿身高位于同年龄、同性别正常健康儿童身高均值的 -2SD 以下，身材匀称、智力和性发育正常、GH 不缺乏，骨龄正常或落后。其出生时体重和身长正常，每年长高速度缓慢，无明显肝、肾、心、肺等慢性器质性疾病以及内分泌代谢、染色体和骨骼发育障碍等问题。

近年来的研究发现，相关基因突变、基因的单核苷酸多态性和自身免疫机制等与特发性矮身材的发病有关。

特发性矮身材分为两大类：一类为家族性矮身材；另一类为非家族性矮身材。这两类患儿青春期发育可正常也可延迟。青春发育延迟的非家族性矮身材被称为体质性生长发育延迟。

特发性矮身材排除禁忌证后也可用 rhGH 治疗（详见本部分

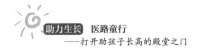
"六、常用药物及其注意事项")。

（三）家族性矮身材

该病患儿身高位于同年龄、同性别正常儿童身高均值的 P3 或 −2SD 以下，但在患儿父母遗传靶身高的正常范围内。年均生长速度 5cm 左右，智力和性发育正常，GH 不缺乏；青春发育前骨龄正常，青春发育后有些患儿的骨龄可短期内快速增长；无明显慢性器质性疾病和情感障碍。一般患儿父母及其家族中有一人或多人是矮身材（儿童低于同年龄、同性别正常儿童身高均值的 P3 或 −2SD，成年男性身高低于 160cm，成年女性身高低于 150cm）。

国外研究报告显示，小年龄的家族性矮身材患儿经过长期 rhGH 治疗，其成年身高有望得到较显著的改善。

（四）体质性生长发育延迟

该病多见于男童，患儿青春期启动年龄比正常儿童晚 2～3 岁，青春期前生长缓慢，骨龄也相应落后，但身高与骨龄一致。青春期发育晚者，其身高突增年龄延后，如果身高仅为偏矮（未低于 −2SD），青春期发育后其最终成年身高可达正常范围。但这类患儿因青春期持续时间较短，如发育启动时身高很矮（起跳板太低），即使最后青春期生长加速，也不能起弥补作用，最终限制了成年身高。

对体质性生长发育延迟患儿是否用 rhGH 治疗，须全面评估。

（五）小于胎龄儿

小于胎龄儿（small for gestational age，SGA）指出生体重在同胎龄儿体重的第 10 百分位以下的新生儿，发生原因有母体因素、胎盘因素和胎儿本身因素等。SGA 患儿围生期死亡率较一般正常出生体重儿高。

1. 分型

小儿胎龄儿可分为匀称型和非匀称型两种。

（1）匀称型

患儿体重、身长、头围较正常儿童成比例减少，体型较匀称；可伴有明显畸形或为某些先天性综合征，可有神经系统发育障碍。

（2）非匀称型

患儿大多头较大、面容似"小老头"，皮下脂肪少，皮肤松弛多皱纹，颅骨骨缝可增宽或重叠，前囟较大，指甲、皮肤、脐带等可有羊水胎粪污染，脐带往往较细。

2. 神经系统及代谢问题

部分 SGA 患儿可出现神经系统发育障碍，表现为认知损害、学习成绩差、社交困难。SGA 患儿成年后发生矮身材、肥胖、糖尿病、高脂血症、高血压和心血管疾病的概率也较高。

3. 身高问题

大部分 SGA 患儿出生后身高出现追赶生长，在 2～4 岁时身高和体重达到正常水平。有 5%～10% 的 SGA 患儿出生后一

23

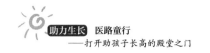

直没有追赶生长，身高位于同年龄、同性别正常儿童身高均值的 $-2SD$ 及以下。GH 激发试验结果显示大多为 GH 不缺乏，有些仅表现为分泌节律紊乱，只有少部分身材矮小的 SGA 患儿伴有 GH 缺乏。骨龄与年龄相当或稍有落后。

4. 需要多学科干预治疗

（1）新生儿期

出生后应尽早喂奶，防止低血糖的发生。如有其他问题，请新生儿专科医生及时处理。

（2）儿童期

1）提倡健康的生活方式

营养充足、荤素搭配，不吃垃圾食品，少喝饮料；多做室外运动，保证夜间睡眠时间。

2）神经系统发育和内分泌代谢紊乱的监测

儿童早期应在神经内科进行神经运动发育的评估，发育迟缓者应及时进行干预治疗。对有糖尿病和心血管疾病家族史或体重增长过快者进行血糖和血脂的监测。

3）矮身材的治疗

2～4 岁身高仍低于同年龄、同性别正常儿童身高均值 $-2SD$ 的 SGA 患儿可考虑用 rhGH 干预治疗（详见本部分"六、常用药物及其注意事项"）。

（六）甲状腺功能减低

甲状腺功能减低简称甲低，系甲状腺激素合成减少引起生理功能低下的疾病，儿童期常见有先天性甲状腺功能减低症和继发于桥本甲状腺炎的甲状腺功能减低症。

1. 先天性甲状腺功能减低症

简称先天性甲低，是由于各种原因影响了甲状腺或下丘脑 – 垂体 – 甲状腺轴的功能，以致甲状腺素缺乏而引起机体生理功能低下、身材矮小、发育迟缓、智力低下、特殊面容和体态等临床表现。血的甲状腺功能检测结果常为游离甲状腺素水平降低，促甲状腺激素水平升高。骨龄落后。

治疗 一旦明确诊断，应尽快服用左旋甲状腺素（优甲乐）进行替代治疗。

2. 继发于桥本甲状腺炎的甲状腺功能减低症

桥本甲状腺炎（桥本病）即慢性淋巴细胞性甲状腺炎，是一种自身免疫性疾病，患儿血清和甲状腺组织内有针对甲状腺抗原的抗体，导致大量的甲状腺组织遭受破坏，是儿童和青少年甲低最常见的原因。该病临床发病缓慢，大多因甲状腺肿大就诊，也有部分患者早期表现甲亢，随后出现持续性甲低。出现甲低后，患儿生长迟缓，生理功能低下。血的甲状腺功能全套检测结果除了游离甲状腺素水平降低、促甲状腺激素水平升高外，抗甲状腺过氧化物酶抗体和抗甲状腺球蛋白抗体同时呈阳性。

治疗 左旋甲状腺素（优甲乐）补充治疗。

（七）染色体病

染色体病是指染色体上出现异常的一组疾病，是遗传病的主

25

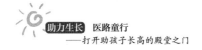
要组成部分。

1. 常染色体病

发生在 22 对常染色体上的畸变导致的疾病为常染色体病。此类疾病共同的表现一般为出生大多体重低 / 身材矮小、发育迟缓、智力低下、特殊面容、有皮纹改变等。常见的如 21- 三体综合征（染色体核型为 47,XX+21 或 47,XY+21）、18- 三体综合征（染色体核型为 47,XX+18 或 47,XY+18）等。

治疗 目前尚无根治方法，主要是对症治疗，如先天性畸形的矫治、抗感染、加强训练和教育以提高自理能力等。

2. 特纳综合征

特纳综合征又名先天性卵巢发育不全综合征，是性染色体病中最常见的疾病。该病最常见的染色体核型为 45,X 或 45,X/46,XY，也可以是其他变异核型。本综合征患者均为女性，出生即可见身材矮小且易发胖，智力稍差，平均智商约 95。卵巢发育不良，生殖器官呈幼女型，青春期大多无第二性征出现、无乳腺发育、无月经。可有指趾背部略肿胀、颈蹼或颈短、上颌及腭弓窄、下颌小、内眦赘皮、耳上部凸出、后发际低、盾状胸、乳距宽、乳头发育不良或内陷，皮肤有色素痣，肘外翻，第四掌骨短、指甲窄、隆突呈半圆柱状，干骺部骨小梁粗，髋脱位；还可见先心、肾畸形，偶见睑下垂、白内障、斜视、椎骨异常弯曲、脊柱后凸侧弯、血管瘤（多见于小肠），易患特发性高血压、糖尿病、自身免疫性甲状腺疾病；青春期促性腺激素水平增高，雌激素水平极低。不经治疗的患儿成年期身高约 140cm。身材矮小是特纳综合征最常见的临床表现，身材矮小的女孩均需要行染色体检查以防漏诊。

治疗 特纳综合征治疗的目的是改善患儿的最终成年身高和性发育，使其在心理上得到安慰，减轻其心理异常的负担。主要治疗措施为 rhGH 治疗和性激素替代治疗。该病诊断明确后，即可用 rhGH（详见本部分"六、常用药物及其注意事项"），可使患儿身高明显增长。有研究报告，效果欠佳者合并口服司坦唑醇可增加身高增长速度。用药期间应定期监测甲状腺功能和骨龄发育情况。当患儿骨龄达到 12 岁以上时可给予口服小剂量雌激素治疗，促使乳房和外阴发育，并根据临床效果逐步调整药物剂量。

（八）其他影响身高的疾病

其他影响身高增长的疾病还包括骨骼发育异常（如骨、软骨发育不良等）、慢性躯体性疾病（如先天性心脏病、慢性肾病等）、遗传代谢性疾病、某些综合征（如努南综合征、布卢姆综合征等），并不是所有的矮小均适合用 rhGH 治疗，临床上需要仔细甄别矮小病因。

五、性发育异常相关疾病简介

（一）中枢性性早熟

中枢性性早熟（Central Precocious Puberty，CPP）是指女童 8 岁前、男童 9 岁前出现第二性征，并具有与正常青春发育类同

27

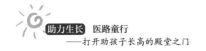

的下丘脑－垂体－性腺轴（hypothalamic-pituitary-gonadal axis，HPGA）发动、性成熟的程序性过程，直至生殖系统发育成熟。

1. 分类

（1）中枢神经系统器质性病变

分先天性病变和后天获得性病变两类。①先天性病变：蛛网膜囊肿、脑积水、下丘脑错构瘤、鞍上囊肿等。②后天获得性病变：中枢感染性病变后或下丘脑、垂体肿瘤或颅脑外伤、手术、化疗或放疗后等。

（2）继发性 CPP（外周性性早熟转变而来）

如先天性肾上腺皮质增生症、McCune-Albright 综合征（McCune-Albright Syndrome，MAS）、卵巢囊肿等开始表现为外周性性早熟，随后可转变为 CPP。

（3）特发性 CPP（Idiopathic Central Precocious Puberty，ICPP）

未能发现中枢器质性病变及无外周性性早熟前驱的称为 ICPP。ICPP 患儿是否受遗传易感基因的影响也是临床医师一直在探索的问题。

2. 临床表现

女孩

乳房发育是首个体征。可以一侧乳房先增大，开始时会有硬结和轻微触痛，数月后另一侧才开始发育。乳房发育约半年后身高增长加速，其后才有阴毛发育（约在双乳 B3 期时）。一般在乳房开始发育至少 2 年后月经初潮呈现，如在 2 年内初潮呈现应视为快速进展型。子宫卵巢 B 超：单侧卵巢容积 ≥ 1mL，并可见多

个直径 ≥ 4mm 的卵泡，可认为卵巢已进入青春发育状态；子宫长度 > 3.4cm 可认为子宫已进入青春发育状态，可见子宫内膜影提示雌激素呈有意义的升高。但单独的 B 超检查结果不足以作为 CPP 的诊断依据。

男孩

睾丸增大（容积 ≥ 4mL）是首先表现，继而阴茎增大，身高增长速度加快（迟于女孩，约在睾丸容积达 8~10mL 时），阴毛发育，一般在睾丸开始增大至少 2 年才出现变声和遗精；如在 2 年内发生应视为快速进展型。

促性腺激素释放激素（gonadotrophin releasing hormone，GnRH）激发试验，黄体生成素（luteinizing hormone，LH）激发峰值 > 3.3 ～ 5.0 IU/L 是判断真性发育的界点，同时黄体生成素和卵泡刺激素（follicle stimulating hormone，PSH）的比值（LH/FSH）> 0.6 时可诊断为 CPP。

骨龄：CPP 患儿骨龄提前。骨龄是预测成年身高的重要依据，但对鉴别 CPP 和外周性性早熟无特异性。

3. CPP 的诊断依据

（1）女童 8 岁前、男童 9 岁前出现第二性征；

（2）性腺发育依据：女孩以子宫卵巢 B 超影像判断，男孩为睾丸容积 ≥ 4mL；

（3）促性腺激素值升高至青春期水平；

（4）骨龄较生理年龄提前 1 年以上（非特异性，病程短者可无明显提前）；

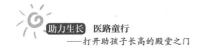

（5）性激素（雌二醇或睾酮）值升高至青春期水平（非特异性，不能鉴别外周性性早熟）；

（6）身高增长加速（病程短者可尚未呈现）。

4. 病因学诊断

确诊为 CPP 后应完善头颅计算机断层扫描（Computed Tomography，CT）和核磁共振成像（Magnetic Resonance Imaging，MRI）检查（重点检查鞍区，不宜单纯头颅平扫）。MRI 发现器质性病变的敏感度大于 CT，且无射线影响。以下情况必须完善头颅 CT 或 MRI 检查：①确诊为 CPP 的所有男孩；②6 岁以下发病的女孩；③性成熟过程迅速（快速进展型）或有其他中枢病变表现者。

5. 治疗

（1）有中枢神经系统病变的 CPP 应按照病变性质做相应治疗。

（2）继发性 CPP 需针对基础病进行有效治疗。

（3）为抑制过快、过早的性发育，推迟月经初潮、改善因骨龄提前而减损的成年身高可以用 GnRH 类似物（gonadotropin releasing hormone analogue，GnRHa）治疗（详见本部分"六、常用药物及其注意事项"）。但需注意的是性成熟进程缓慢、预测成年身高不受损者不需要 GnRHa 治疗。

（二）周围性性早熟

周围性性早熟是由各种原因引起的体内性甾体激素水平升高

至青春期水平的疾病，故只有第二性征的早现，而不具有正常性发育的程序性过程。常见疾病有以下几种。

1. McCune-Albright 综合征

MAS 又称多发性骨纤维发育不良，典型患儿可有三联征，即皮肤色素沉着（咖啡色斑）、多发性骨纤维发育不良和性早熟；大多数患儿表现一种或两种体征。女孩盆腔子宫卵巢 B 超可发现卵巢囊肿或大滤泡，随着囊肿或卵泡自发消退，可出现阴道出血。男孩可表现为睾丸增大和／或有睾丸内的多发性微结石。有些患儿还可伴有皮质醇增多症、分泌 GH 和催乳素性垂体腺瘤、甲状腺功能亢进症和甲状旁腺功能亢进症等。

2. 单纯性卵巢囊肿

表现为单侧卵巢的持续增大，并含有实质的囊肿。乳房发育、乳晕及外生殖器色素沉着；血中雌二醇水平较高，GnRH 激发后促性腺激素呈抑制状态。当囊肿破裂时，血中雌二醇浓度会迅速下降，继而发生激素撤退性出血。

3. 卵巢肿瘤

女性患儿可表现为同性或异性性早熟，主要取决于卵巢肿瘤的性质。前者主要表现为乳房增大，后者主要表现为阴蒂肥大和阴毛早现。

4. 先天性肾上腺皮质增生症（Congenital Adrenal Hyperplasia，CAH）

它是男性患儿外周性性早熟最常见的原因，大多为 21- 羟化

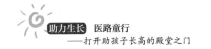

酶缺乏。非失盐型 CAH 可仅表现为阴茎增大和阴囊色素沉着、身高增长加速和骨龄提前，血中 17- 羟孕酮和睾酮水平升高。随着年龄增长，雄激素过多的体征越来越明显，患儿阴茎粗大，阴毛出现，阴茎容易勃起，可出现变声、胡须和痤疮等。未转变为 CPP 时睾丸不大，促性腺激素对 GnRH 刺激呈抑制状态。失盐型 CAH 在出生后即表现为急性低血容量性休克，女性 CAH 患儿出生时即有不同程度的男性化表现，容易早期发现。

5. 肾上腺肿瘤

根据肿瘤的性质患儿可表现为同性或异性性早熟。儿童肾上腺肿瘤常以性激素分泌增多为主（尤其是肾上腺癌）。以分泌雄激素为主时，临床上男性化症状明显；以分泌雌激素为主的患儿两性都可以有乳房发育。库欣综合征和盐皮质激素增多不是必备表现，相当部分患儿可没有显著表现。

6. 分泌绒毛膜促性腺激素（human chorionic gonadotropin，HCG）肿瘤

男性患儿表现为同性性早熟，阴茎增大，可伴睾丸轻度增大，与阴茎的大小不相称。血中睾酮水平达到青春期水平，但促性腺激素在 GnRH 刺激后仍处于被抑制状态。血中 HCG 水平增高的情况下，脑脊液中 HCG 水平的测定有助于鉴别肿瘤位于颅内还是其他部位。

7. 睾丸肿瘤

男性患儿表现为单侧睾丸不同程度增大，睾丸 B 超可探及低

或高回声瘤块，边界清晰或不清。绝大多数睾丸肿瘤为生殖细胞肿瘤。

8. 外源性性激素摄入

摄入外源性雌激素的男、女孩，均可发生乳房发育，并有乳晕和外生殖器色素沉着。女孩外阴水肿和阴道分泌物增多，可有撤退性阴道出血。摄入外源性雄激素的男、女孩，均可发生体毛增多或其他男性化症状。

周围性性早熟需要小儿内分泌科医生仔细甄别病因，针对不同疾病做相应处理。

（三）部分性性早熟

该病指患儿有第二性征的早现，其机制也包含部分下丘脑 - 垂体 - 性腺轴的发动，但其性征发育呈自限性，不具有 CPP 的程序性进展。最常见的类型为单纯性乳房早发育，若发生于 2 岁内女孩，可能是由于下丘脑 - 垂体 - 性腺轴处于生理性活跃状态，又称为"小青春期"。

（四）小儿性发育异常

性发育异常（disorder of sex development，DSD）[①] 是一种染色体、性腺和外生殖器性别不一致的先天性疾病。2006 年在欧洲儿科内分泌学会制定的共识中提出了 DSD 的定义以及命名。一般 DSD 分为性染色体异常 DSD（如前述的特纳综合征）、46,XX DSD

① 中华医学会儿科学分会内分泌遗传代谢学组. 性发育异常的儿科内分泌诊断与治疗共识 [J]. 中华儿科杂志,2019,57(6):410-418. DOI:10.3760/cma. j.issn.0578-1310.2019.06.003.

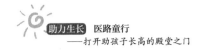
（女性染色体核型，但表现出不同程度的男性化）和 46,XY DSD（男性染色体核型，但睾丸发育与分化异常、雄激素合成与代谢缺陷，严重者可完全性反转）。后两大类病因复杂，临床表型差异较大。DSD 患儿的治疗方案的制订及完成常需要多学科团队共同协作完成。

（五）青春期男性乳房发育

青春期约有 1/3 的男孩出现乳房发育（乳腺增生），可以表现为单侧、双侧或不对称的乳房增大。病因常不明确，与体内雌激素 / 雄激素不平衡、芳香化酶活性增加等有关。需要与病理原因导致的男性乳房发育鉴别，如睾丸肿瘤、肾上腺肿瘤、某些内分泌性肿瘤（分泌 LH 的垂体肿瘤、泌乳素瘤等）、肾上腺疾病、性发育异常和甲状腺功能亢进等。

生理性青春期男性乳房发育约 90% 可自然消退，乳房较大且有心理负担的患儿可用阿那曲唑（阻断雌激素合成）或他莫昔芬（阻断雌激素作用）治疗。极个别的巨乳需要手术治疗。

六、常用药物及其注意事项

（一）生长激素

rhGH 自 20 世纪 80 年代问世以来，被广泛应用于临床，在治疗矮小症方面的安全性和有效性已得到验证。

1. 适应证

美国食品药品监督管理局（Food and Drug Administration，FDA）已批准的 rhGH 适应证包括：GHD、ISS、SGA、特纳综合征、慢性肾功能不全肾移植前、Prader-Willi 综合征（Prader-Willi syndrome，PWS）、努南综合征、*SHOX* 基因缺陷等。

迄今为止，中华医学会儿科分会内分泌遗传代谢学组也先后制定了我国的有关 GHD、ISS、PWS 综合征、特纳综合征等应用 rhGH 治疗的专家共识。

临床上，rhGH 还被用于一些原发病已治疗控制但预测成年矮身材的患儿，如 ICPP、CAH 等，但这些并不是常规 rhGH 治疗的适应证，临床应用还需要积累更多的经验。

2. 各剂型及其特点

（1）冻干粉剂

rhGH 注射用冻干粉针剂，每支 rhGH 剂量根据不同生产厂家的产品而异。注射时需用无菌注射用水溶解后，以一次性无菌注射器注射。该制剂对操作要求较高，操作不当容易发生问题。该制剂的优点是价格便宜。需每晚睡前皮下注射。

（2）水剂

此类制剂无需溶解，可直接注射。临床使用的有两种：一种含抑菌剂，可分次反复用；一种不含抑菌剂，须一次性使用。目前可反复使用的制剂有特殊配套装置（电子笔式注射器），其优点是针头细小，注射时疼痛感轻微，操作方便，价格适中。需每

35

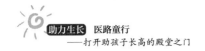

晚睡前皮下注射。

（3）长效制剂

聚乙二醇重组人生长激素（PEG-rhGH）注射液，无需溶解，可直接注射，每周皮下注射一次，可以白天注射，规格为9mg/支，目前价格相对较贵。优点是可以减少注射频次，特别适合于年龄小的患儿和住校或短期旅游外出的患儿。

3. 注射方法及初始剂量

（1）注射途径

目前均为皮下注射，常用的注射部位为腹部（以脐为圆心、直径3cm左右的圆形注射部位）、上臂外侧三角肌下缘、大腿外侧中部等。应在各个部位轮流注射，避免在同一部位长期反复注射（以免引起皮下组织变性而影响疗效）。

（2）注射时间和频率

因小儿生理性GH分泌脉冲高峰值大多在夜间出现，为了模拟儿童生理性GH的分泌，一般主张临睡前皮下注射。短效制剂需要一周6～7次注射，PEG-rhGH因可长时间维持有效浓度，故可一周一次。

（3）初始治疗剂量

根据不同的疾病，设置不同的初始治疗剂量。

① GHD：一般每晚0.1IU/kg（0.033mg/kg），特别敏感的或多垂体激素缺乏的患儿可0.05IU/kg（0.017mg/kg）起始。

② ISS：一般每晚0.125IU/kg（0.038mg/kg），青春发育启动的患儿可0.15IU/kg（0.05mg/kg）起始。

③上述其他适应证：一般每晚 0.15IU/kg（0.05mg/kg）起始。

4. 治疗期间的监测

（1）有效性的监测

包括短期治疗效果的评价和长期治疗效果的评价。每 3 个月进行临床随访，测量身高，计算生长速率和身高标准差分值（standard deviation score，SDS）。短期治疗有效的指标：①年生长速率比治疗前增加 3cm 及以上，如治疗前年生长速率为 4cm，治疗后年生长速率应 ≥ 7cm；②身高 SDS 每年增加 ≥ 0.3，如治疗前为 –2SD，治疗 1 年后身高 SDS 应为 –1.6SD。长期治疗有效性的指标：①成年身高 – 预测成年身高，即最终成年身高减去治疗前预测成年身高的获得值；②成年身高 SDS。

（2）剂量的调整

根据治疗效果（短期治疗有效的指标）、体重、血类胰岛素样生长因子等综合评估的情况，个体化调整下一步治疗剂量。

① GHD：调整范围一般为每晚 0.1 ～ 0.15IU/kg（0.033 ～ 0.05mg/kg）。

② ISS：调整范围一般为每晚 0.125 ～ 0.2IU/kg（0.038 ～ 0.066mg/kg）。

③上述其他适应证：调整范围一般为每晚 0.15 ～ 0.2IU/kg（0.05 ～ 0.066mg/kg）。

（3）安全性的监测

总体来说，rhGH 相对比较安全。国内外大量临床研究表明，rhGH 总体副作用的发生率低于 3%。治疗期间至少需要每 3 个月

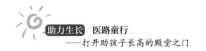
复查一次，进行安全性的监测，包括血液监测指标、对已报道的副作用的观察以及治疗过程中不良事件的记录和报告。

①血液监测指标：治疗期间常用的血液监测指标包括每3个月1次的甲状腺功能、空腹血糖、类胰岛素样生长因子等；每半年还需在3个月检测的项目上加上肝肾功能、血常规、空腹胰岛素等检测，必要时加糖化血红蛋白、皮质醇等检测。

②对已报道的副作用的观察：迄今为止，已报道的rhGH常见副作用包括注射部位疼痛、甲状腺功能减低、血糖升高等；较少见的副作用包括注射部位红肿、颅内压升高、股骨头滑脱、脊柱侧弯等，后两种副作用与身高增长过快有一定关系。

目前的临床研究未显示rhGH治疗会增加肿瘤或1型糖尿病的发病率，但对肿瘤或严重糖尿病的患者不建议采用rhGH治疗。治疗前应常规行头颅磁共振检查以排除颅内肿瘤及其他占位性病变。

③不良事件的记录和报告：治疗过程中，所有出现的新的药物相关不良事件均需要记录和报告，酌情停药并进行相应处理。

5. 停药指征

（1）身高已达同年龄、同性别正常孩子的平均身高。

（2）预测成年身高在孩子和家属能接受的正常范围内。

（3）骨骺融合（近成年骨龄）。

（二）促性腺激素释放激素类似物

GnRH是下丘脑分泌产生的一种神经激素，对性腺轴、青春发育以及生殖系统的调控起重要作用。GnRHa 临床主要被用于治疗激素依赖性前列腺癌、子宫内膜异位症、子宫肌瘤、体外受精术（辅助生育）以及儿童中枢性性早熟；也有用于青春已发育且身材矮小或预测成年身高低于 $-2SD$（成年矮身材）的患儿，如 GH 联合应用，主要是为了增加青春期的生长空间，可进一步增加青春期身高增长总量。但这并不是临床常规治疗方法，还需积累更多的临床经验。本节主要讨论儿童中枢性性早熟的治疗。

1. 作用机制

GnRHa 第一次给药后可产生一过性垂体 – 性腺系统兴奋作用（点火效应），接着与受体结合产生受体降调节作用，即降低受体分泌活性的作用，抑制垂体生成和释放促性腺激素（黄体生成素和卵泡刺激素），进一步抑制卵巢和睾丸对促性腺激素的反应，减少了雌二醇（Estradiol，E_2）和睾酮（Testosterone，T）的产生，暂时性地抑制了性器官的发育（女孩可推迟月经初潮时间）和骨龄的快速进展，从而改善成年身高。

成年终身高与预测成年身高的差值可认为是治疗后"获得的身高"，国内外报道"获得的身高"平均为 4cm，少则 2 ~ 3cm，多可达 10cm。这些差异主要受开始治疗时的骨龄、遗传生长潜能以及治疗时间长短的影响。如开始治疗时年龄较小、未出现青春期快速增长（峰速生长期）、骨龄超前显著或开始治疗时预测成年身高显著低于遗传靶身高，即生长潜力受损越大、开始治疗年龄越小者效果越显著。但是，若开始治疗时骨龄太大，那么其剩余的生长潜力很小，治疗后所能获得的最终身高也是不多的。由此可见早期诊断、早期治疗对改善中枢性性早熟患儿的成年终身高是多么重要。

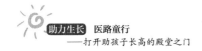
2. 各剂型及其规格

GnRHa 分短效和长效两种剂型。短效制剂可用于中枢性性早熟诊断的简易评估。长效制剂（GnRHa 缓释剂）有 1 月剂型（每 4 周注射一次）和 3 月剂型（每 12 周注射一次），注射后不得按摩注射部位。

目前国内常用的长效制剂主要为亮丙瑞林和曲普瑞林两种。

（1）亮丙瑞林

①抑那通（日本）皮下注射，1 月剂型 3.75mg/ 瓶、3 月剂型 11.25mg/ 瓶。

②贝依（国产）皮下注射，1 月剂型 3.75mg/ 瓶。

③博恩诺康（国产）皮下注射，1 月剂型 3.75mg/ 瓶。

（2）曲普瑞林

①达菲林（法国）肌肉注射，1 月剂型 3.75mg/ 瓶。

②达必佳（德国）皮下注射，1 月剂型 3.75mg/ 瓶。

3. 治疗期间的监测

（1）治疗有效性的监测

治疗有效的表现：①第二性征发育受抑制，如女孩乳房变软变小；②血清黄体生成素水平下降；③生长速度减缓；④性器官发育暂停；⑤骨龄快速进展得到抑制。一般每 3 个月测量身高、复查血中促性腺激素和性激素水平（注射后 1 小时抽血为简易评估），每半年复查骨龄和子宫卵巢 B 超（女孩）。

（2）剂量的调整

1 月剂型的初始治疗剂量为 3.75mg/ 次，每 4 周一次，注射第 3 针后 1 小时抽血检查促性腺激素和性激素水平，如黄体生成素＞ 2.0IU/L 最好进行正规 GnRH 激发试验并结合性激素水平、第二性征和性器官发育情况以及骨龄的抑制情况进行综合评估。抑制不佳者需排查原因，必要时可半个月强化注射治疗一次或缩短注射间隔时间至 21 天（相当于增量为 5mg/月）。抑制得非常好的患儿（如黄体生成素和卵泡刺激素均＜ 1.0IU/L 且骨龄明显抑制）可谨慎延长间隔时间为 35 天（相当于减量为 3mg/月），后续仍需监测性腺轴的抑制情况。

（3）安全性的监测

包括对已报道的副作用的观察与治疗过程中不良事件的记录和报告。总体来说，GnRHa 是安全的，不良反应发生率较低。

①已报道的副作用：常见的为注射部位疼痛，子宫较大且子宫内膜已形成的患儿初次注射后易出现阴道出血（一般出血量不多），少见的副作用有过敏、头痛、潮热等。初次注射后最好在医院观察半小时。

②不良事件的记录和报告：治疗过程中，所有出现的新的药物相关不良事件均需要记录和报告，酌情停药并进行相应处理。

4. 生长减速的判断及对策

身高增长减缓（恢复到青春前期的生长速率）是 GnRHa 治疗有效的指标之一。但是，有一部分中枢性性早熟患儿（骨龄较大、遗传靶身高较低、已过峰速生长期等）接受 GnRHa 治疗半年或 1 年后，会发生身高增长速度的显著下降，如果每年生长速率≤ 4cm 就会影响改善成年身高的治疗目标，此时就要考虑加用 rhGH。

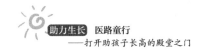
国内外已有的临床研究结果表明，对 GnRHa 治疗过程中生长减速明显或未治疗前已是身材矮小的患儿，联合 rhGH 治疗对改善这些患儿的成年终身高有一定疗效。

（1）适合联合用药的人群

① GnRHa 治疗过程中，生长减速明显者（骨龄 ≤ 11 岁，年生长速率 ≤ 4cm）；②开始治疗时已是矮身材者（身高 < − 2.*SD*，按同年龄、同性别人群参照值或靶身高）。

（2）联合用药的时间

联用 2 ~ 3 年以上者成年身高优于联用半年者、rhGH 剂量 0.15IU/（kg·d）者优于 0.10IU/（kg·d）者。

（3）注意事项

①风险：乙肝"大三阳"、肿瘤家族史、烷化剂应用史的患儿存在 rhGH 应用的肿瘤风险，有糖尿病家族史的患儿也需谨慎；②疗效存在个体差异，联合用药前先行疗效和期望值间的差距评估；③治疗前做好相应检查，如乙肝三系、空腹血糖、垂体 MRI 等；④每 3 个月复查空腹血糖、甲状腺功能、类胰岛素样生长因子 –1（高于发育期相应值 +2*SD* 时暂时停用）；⑤注意改善生长速度规律：治疗刚开始 6 个月生长速度可有增加，但 6 个月后较之前都会有减速（类似 ISS 应用 rhGH）；⑥疗效判断：每 6 个月复查左手骨龄片，评价身高/骨龄增长比值、骨龄的身高标准差分值和预测成年身高的变化，决定继续、调整方案或终止治疗。

5. 停药指征

GnRHa 的停用不存在单一的指标，往往需要综合考虑。

（1）GnRHa疗程一般为2年且停药需同时满足下列条件：①不早初潮；②预测成年身高满意。

（2）年龄11周岁或骨龄12岁一般应该停药。前者是考虑11周岁已经到了正常青春发育的年龄，后者是考虑身高增长的潜力已不大。

（三）芳香化酶抑制剂

芳香化酶的作用是使雄激素转化为雌激素。1977年，Hemsell等报道了一例芳香化酶过多的10岁男孩，乳房发育2年、线性生长和骨骼成熟加速、睾丸未发育、血清E_2水平极高，研究证实其病因是性腺外雄激素过度芳香化。拥有临床最高影响因子的期刊《新英格兰杂志》在1994年和1997年分别报道了1名28岁雌激素受体基因突变的男性和1名24岁芳香化酶缺陷的男性，他们身高已超2米仍继续生长，骨龄显著延后（分别为15岁和14岁），相关研究提示雌激素水平低下或作用不足时骨骺融合显著延迟。由此人们注意到，通过抑制芳香化酶，降低雌激素水平，可以有效抑制骨龄发育。所以，近十余年来，芳香化酶抑制剂在临床上逐渐被应用于McCune-Albright综合征、限制性男性性早熟、较大骨龄的矮小男孩的治疗，也被用于先天性肾上腺皮质增生症的辅助治疗。

1. 注意事项

因芳香化酶抑制剂的药物说明书上没有儿童用药指征，属于超说明书用药，存在医疗隐患。一般在没有更好的可替代的药物

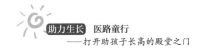
时，医生才会超说明书用药。医生应告知患儿及其家长为何选用此类药物，应用后患儿有什么获益，存在什么风险，治疗过程中应如何进行监测和风险规避。患儿（10岁及以上有知情同意权）和家长要充分地权衡利弊，考虑是否接受治疗。

2. 药物及其剂量

目前在儿科临床应用的是第三代芳香化酶抑制剂，一般包括来曲唑和阿那曲唑。因辉瑞公司生产的来曲唑的药物说明书更改后，儿童禁用来曲唑，故目前儿科临床多用阿那曲唑。

阿那曲唑片 1mg/ 片，每天一次口服。阿那曲唑对雄激素转化为雌激素的抑制作用可达97.3%，雌激素水平下降，雄激素"堆积"而升高，为了应对高雄激素症状，需要联合应用抗雄激素药物螺内酯治疗，1 ～ 2mg/（kg·d），分2 ～ 3次口服。

3. 治疗期间的监测

（1）有效性的监测

每月测量身高，每半年复查骨龄、预测成年身高。计算方式：①治疗后的身高标准差分值减去治疗前的身高标准差分值；②治疗后的预测成年身高减去治疗前的预测成年身高。

（2）方案的选择和调整

根据治疗开始时患儿的身高标准差分值、骨龄、青春发育所处的阶段等综合评估，选择单用芳香化酶抑制剂或者芳香化酶抑制剂和rhGH联合治疗。如初始选择单用芳香化酶抑制剂，治疗过程中也可根据生长速率、骨龄变化、身高标准差分值以及预测成年身高等综合评估来调整治疗方案。

（3）安全性的监测

总体来说，超说明书用药均有医疗风险（因为缺乏严格的临床试验）。治疗期间至少需要每3个月复查一次，进行安全性的监测，包括血液及其他监测指标、对已报道的副作用的观察以及治疗过程中不良事件的记录和报告。

①血液及其他监测指标：治疗期间常用的血液监测指标包括每3个月的"大生化"（肝肾脂糖和电解质）、促性腺激素和性激素、血常规等检查，每半年复查骨密度。如联用rhGH须再加rhGH治疗的监测指标。

②对已报道的副作用的观察：迄今，已报道的阿那曲唑常见的副作用包括高雄激素症状，如痤疮、情绪激动、运动能力增强等；较少见的副作用包括高密度脂蛋白胆固醇浓度下降、尿酸和尿素的升高（可能与螺内酯有关）、骨折，偶见肝酶升高等。

③不良事件的记录和报告：治疗过程中，所有出现的新的药物相关不良事件均需要记录和报告，酌情停药并进行相应处理。

4. 停药指征

（1）预测成年身高已在孩子和家属能接受的正常范围内。

（2）男孩子身高已达或接近170cm，建议停药。

第二部分

十二大问题答疑解惑

一、既然骨龄测评及预测成年身高不能保证 100% 准确，那测评有什么意义？

身高水平受遗传因素和环境因素的双重交互影响。其中遗传因素决定机体生长发育的趋向和特征，而环境因素则影响遗传潜力的发挥；同时，生长发育亦遵循一定的规律。研究发现，骨的成熟与骨的纵向生长之间存在着很高的统计学相关性，故根据儿童生理年龄、骨骼年龄和现有的身高可以预测成年身高。

但是，机体的生长发育既是一个连续的过程，又是一个动态的过程，如同开车导航，从 A 地开到 B 地，原预计 1 小时，可路上突然遭遇堵车，结果晚到了半小时。儿童漫长的生长发育路上也会有很多不可预知的情况出现，因此同样不能保证预测成年身高 100% 准确。那么，预测成年身高有什么意义呢？在讨论这个

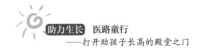
问题的同时，也向大家简单介绍一下成年身高预测的相关内容。

（一）成年身高预测的意义

（1）可帮助挑选具有更大发展潜力的文艺或体育专业的尖子生。

（2）对小儿内分泌疾病的诊断、治疗及疗效观察等方面有着重要作用。

① 成年身高预测有助于区别病理性矮小和青春期发育迟缓；

② 成年身高预测有助于决定是否需要临床干预；

③ 成年身高预测有助于判断治疗是否有效；

④ 成年身高预测也为是否停止治疗或继续干预提供重要的依据。

（3）可为家长对孩子成年身高的关注提供参考。

（二）成年身高预测的方法

1. 预测遗传靶身高的主要方法

（1）父母的校正身高中值（corrected midparental height，CMH）是目前最经典、最常用的遗传靶身高计算方法。计算公式为：［（父亲身高 + 母亲身高）/2+6.5］cm 为男孩的遗传靶身高；［（父亲身高 + 母亲身高）/2-6.5］cm 为女孩的遗传靶身高；上下各波动 5cm。此方法优点是公式简单，数值容易记忆。缺点是 CMH 仅考虑遗传的作用，在生活水平和医疗水平越来越高的当下，CMH 常低于最终成年身高。

（2）Luo 等根据 2402 名（男 1192 名，女 1210 名）瑞典青年

的终身高和他们双亲的平均身高进行线性逐步回归得出新的计算公式。[1] 计算公式为：男性：45.99+0.78X，女性：37.85+0.75X。X为父母的平均身高。国内江静等的研究表明，FPH 的预测结果优于 CMH。此计算公式目前已逐渐被采用，但缺点是公式中的数值不容易记忆。[2]

2. 根据骨龄预测身高的主要方法

（1）B-P 法（Bayley-Pinneau 法）

根据图谱对照，利用系数计算。

（2）TW3 法（Tanner-Whitehouse 3 法）

TW3 法通过计算腕、掌、指等骨的成熟度得分（计数），应用各年龄组多元回归方程预测成年身高。

（3）中华 05 法及其他

基于中国儿童的研究数据而来。

（4）各种人工智能骨龄评估

总的来说，多种多样的骨龄测评和预测成年身高的方法为临床医生的评估提供了多样的选择，临床医生应根据需要，选择合适的测评方法和测评工具。

3. 成年身高预测问题的探讨

（1）每一种成年身高预测方法都有它的优缺点，按照骨的发育（反映骨骼的生长程度）预测身高的 TW3 法不受时代、地域、

---

[1] LUO Z，ALBERTSSONWIKLAND K，KARLBERG J . Target height as predicted by parental heights in a population-based study[J]. Pediatric Research, 1998, 44(4):563-571.

[2] 江静，王伟，邱定众，等 . 一种预测成年身高的新方法 [J]. 中国优生与遗传杂志，2007(2):11-13.

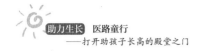
种族的影响，但 TW3 法的原始数据毕竟来源于西方国家，不同种族人群之间的平均身高还是有差异的，而且目前国内还缺乏较大样本量的验证资料。

（2）生长曲线法预测身高对于骨龄与年龄相近或骨龄稍大的儿童相对较准确，但对于骨龄明显小于年龄的儿童准确性差。

（3）用不同的方法或让不同的医生进行成年身高预测均会出现一些差异。但是，让同一个医生用同一种方法动态地进行观察、预测，则具有较大的参考意义。

（4）其他需要注意的问题如下。

1）预测身高时只能根据检查时的身高和骨龄按正常的生长轨迹进行预测。

对于矮小儿童，如果过去没有按正常的生长轨迹生长，在不做任何治疗的情况下，从开始预测时就期盼能按正常的生长轨迹生长的可能性几乎没有，未经治疗的实际身高常常还会低于预测身高。对于性早熟儿童来说也一样，性早熟儿童由于发育时间提前，也不能按正常的生长轨迹生长。过早发育常常导致骨龄变化较快，后期再做预测骨龄增长速度则有下降的可能。

2）大致判断成年身高预测结果的可靠性的方法。

最近我们时常看到一些进行骨龄评估后的儿童成年身高预测结果，有些一看便知可靠性极低。举例：某 11.5 岁男孩，身高 150cm，睾丸 G3 期（男孩睾丸发育分期 G1 ～ G5），近半年长高 5cm（已进入快速生长期至少半年），骨龄 13.1 岁，预测成年身高 176cm。我们来分析一下：

①我国正常 13 岁男孩平均身高是 159.5cm，我国正常男性成年平均身高是 172.1cm，意味着 13 岁男孩后期生长空间平均不足 13cm。

②该男孩骨龄已经 13.1 岁，即使年龄稍小，后期生长空间有可能略大于 13cm，但绝对不可能还有 26cm 的生长空间，因为整个青春期男孩平均身高增长值为 25 ～ 28cm，他的睾丸发育已达 G3 期，且快速生长已过半年。

③如果再考虑骨龄快速进展，后期生长空间不足 13cm 也是有可能的。所以，骨龄测评和成年身高的预测还需要考虑青春期总的身高获得量以及是否已过了峰速生长期和剩余的生长潜能。

随着我国社会的发展及人们卫生水平的提高，儿童的生长发育情况受到社会的极大关注。骨龄作为个体的发育水平和成熟程度的一个重要指标，应在临床上得到进一步的推广和应用。而熟悉、掌握、选择合适的测评方法，才能指导及帮助孩子和家长。

二、生长激素峰值低于 10ng/mL，为什么不一定是生长激素缺乏症？

临床上偶尔会碰到一些偏矮的孩子，基层医院已做了生长激素（GH）药物激发试验，结果是 GH 峰值低于 10ng/mL，可我们还是不能诊断他患 GH 缺乏症。为什么呢？

在回答这个问题之前，我们首先要弄清：为什么要做 GH 药物激发试验？ GH 药物激发试验是 GH 缺乏症的唯一评判方法

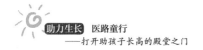

吗？ GH 缺乏症该如何诊断？

（一）为什么要做 GH 药物激发试验？

正常儿童的 GH 呈脉冲式分泌，每天有 5～9 个分泌高峰，大多发生在夜间睡眠时，有一定的规律性，而白天 GH 分泌很少。正因为 GH 的分泌是脉冲式的，分泌低谷时血中水平很低，所以随机取血测定的 GH 得到低值的可能性很大，GH 缺乏症患儿和正常儿童血 GH 基础值可能没有差别，临床上不能仅凭随机一次 GH 的测定值低就做出 GH 缺乏症的诊断。

研究发现，GH 分泌高峰与剧烈运动、低血糖和应激刺激等有关，某些药物也可刺激垂体分泌 GH。所以，临床检查 GH 是否缺乏需要应用能刺激 GH 分泌的一些方法，也就是我们临床常用的能刺激垂体分泌 GH 的药物，如精氨酸、胰岛素、可乐定、左旋多巴等，促进体内 GH 水平增高，经多次抽血测定明确有无 GH 缺乏。这一类试验又称 GH 药物刺激试验，可作为 GH 缺乏症的诊断方法。

（二）GH 药物激发试验是 GH 缺乏症唯一的评判方法吗？

GH 药物激发试验是检测药物刺激后 GH 的分泌情况，而并非生理状态下的 GH 分泌情况，其结果受药物、检测方法、性发育状态等因素影响。诊断阈值是人为设定的（我国诊断阈值 < 10ng/mL，国外诊断阈值 < 7ng/mL 或 < 5ng/mL），且 GH 药物激发试验重复性欠佳（同一个人在不同医院做的结果差别大，同一人在同一家医院但不同时间做的结果也有较大差异）。因此，

GH 药物激发试验有它的局限性，是不完美的，不能单凭 GH 药物激发试验结果来判断是否为 GH 缺乏症。

（三）GH 缺乏症该如何诊断？

首先这个孩子得符合矮小的标准，即身高处于同年龄、同性别正常健康儿童生长曲线第三百分位数（P3）以下或低于平均身高的负两个标准差（-2SD）；其次，年生长速率缓慢，骨龄落后于生理年龄 2 年或 2 年以上；再者，需排除躯体疾病、先天性发育异常等疾病；然后，综合 GH 药物激发试验结果和空腹血清类胰岛素样生长因子 -1（insulin-like growth factor-1，IGF-1）水平等进行诊断。所以，血清 IGF-1 水平正常或身高未达矮小标准的孩子一般不需要做 GH 药物激发试验。

三、没开始性发育，为什么骨龄会大于年龄？

在性早熟的孩子中，骨龄大于生理年龄的现象很多见，因为性腺轴提前启动、性激素水平上升，导致了骨龄快速进展。可是，也有一些孩子，还没开始性发育骨龄却明显大于年龄。那么是什么原因导致了他们的骨龄提前呢？

要回答这个问题，我们先要了解哪些因素会影响骨的成熟。

1. 内分泌因素

（1）雌激素
这是导致骨的成熟和骨骺闭合的主要激素。

53

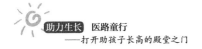
（2）芳香化酶

主要作用是使雄激素转变为雌激素。芳香化酶过多症者骨龄显著提前，骨骺提前闭合。

（3）肾上腺雄激素（dehydroepiandrosterone sulfate，DHEAS）

肾上腺皮质网状带分泌的雄激素，促进骨的生长和成熟。

（4）其他性激素

促进骨的生长和成熟。

（5）甲状腺激素

促进骨的成熟。

（6）生长激素

对骨的成熟的作用很弱，主要促进骨的生长。

（7）肾上腺皮质激素

抑制骨的生长和成熟。

2. 非内分泌因素

（1）超重 / 肥胖

骨龄往往会提前。主要跟营养过剩、脂肪细胞数量增多、芳香化酶作用较强以及硫酸脱氢表雄酮（肾上腺皮质网状带分泌）水平较高等有关。

（2）慢性疾病

骨的成熟延后，骨龄往往落后。

（3）营养因素

营养不良者骨龄落后，营养过剩者则可能骨龄提前。

（4）环境雌激素

主要是内分泌干扰化学物质（endocrine disrupting chemicals，EDCs）或环境内分泌干扰物（environmental endocrine disruptors，EEDs）具有类雌激素样作用，可使骨龄提前。

（5）饮食

长期高蛋白饮食可使骨龄提前。

（6）骨的因素

骨生长板局部的刺激因子和炎症细胞因子对骨的成熟也有一定影响。

（7）遗传因素

可能与父母幼年时骨龄进展的模式相似。临床上经常可看到一些父母身高较矮的孩子，原本身高接近同年龄孩子的平均身高，可一旦开始性发育，骨龄在半年内可快速进展 2～3 年，使生长潜力严重受损，导致成年后身高较矮。另外，有些基因变异也会影响骨的成熟。

了解了上述影响骨的成熟的因素后，我们就能明白，除了性早熟，还有不少的疾病会使孩子的骨龄提前，如甲状腺功能亢进、先天性肾上腺皮质增生症、芳香化酶过多症、肥胖症等。骨龄提前也可能与遗传、营养过剩、环境内分泌干扰物等有关。碰到一个骨龄显著提前的孩子，在查找病因时，我们需要一一甄别。

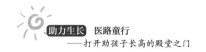
四、多毛是性早熟吗？

在性发育启动后，随着性激素水平的逐渐上升，孩子的体毛会增多增粗。但是，临床上经常会碰到一些七八岁的孩子，男孩没有睾丸和阴茎增大，女孩没有乳房增大，性激素水平也不高，但他们的体毛确实较同龄孩子更多和更粗。求诊时，家长问的第一句话就是："我孩子性早熟了吗？"检查后，排除了性早熟，那第二个问题又来了："孩子为什么会多毛？"

多毛分生理性和病理性。生理性大多跟遗传有关，如家族性多毛，还有原因不明的为特发性多毛症。病理性分雄激素增高和不增高两大类。雄激素包括肾上腺来源的雄烯二酮、硫酸脱氢表雄酮和主要来自性腺的睾酮。

雄激素不增高的多毛主要见于某些药物的影响以及卟啉病。雄激素增高的多毛又分为肾上腺来源的和非肾上腺来源的。前者多见于先天性肾上腺皮质增生症（大多 17- 羟孕酮增高）、库欣综合征和肾上腺肿瘤，也可见于肾上腺功能早现；后者多见于多囊卵巢综合征、卵巢肿瘤、A 型胰岛素抵抗、脂肪萎缩综合征等。儿童多毛的原因其实挺复杂的，需要专科医生仔细鉴别。

五、性早熟儿童将来的成年身高一定会矮吗?

近20多年来,性早熟的发病率越来越高,在儿童生长发育专科门诊或内分泌门诊就诊的患儿中,性早熟占了总数的一半以上。女孩不到8岁乳房就发育,男孩不到9岁睾丸或阴茎就增大,孩子性早熟了,家长就会担心孩子成年后身高偏矮。可是,有些性早熟的孩子不一定成年身高会矮,也不是所有的性早熟孩子均需要打抑制针。我们来分析一下,性早熟孩子最终成年身高矮不矮与哪些因素相关。

首先,性早熟分中枢性、周围性和部分性三类。其中,部分性性早熟患儿一般骨龄不提前,生长潜力不会受损,因此,成年后不会出现矮身材,不需要打抑制针。但需要定期随访,防止其转变为中枢性性早熟。

其次,我们来分析一下中枢性性早熟。

中枢性性早熟的患儿有下列情况之一的就有可能出现成年后矮身材:①性发育进程快(不到半年就发育到下一个时期)、骨龄进展快,生长潜力严重受损;②性发育启动时生长潜力已受损且父母的遗传靶身高偏矮;③身高低于同年龄、同性别正常健康孩子身高均值的 –2SD。

反之,中枢性性早熟的患儿有下列情况的不一定会出现成年矮身材:①骨龄提前,但身高增长速度也快,生长潜力不受损(一

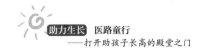

般有较好的遗传靶身高）；②性发育进程缓慢，骨龄进展也不快，生长潜力不受损。这些患儿不需要打抑制针，但需要定期随访复查。

最后，我们来看一下周围性性早熟。周围性性早熟的患儿性激素水平较高，如果没有得到及时的诊断并针对病因进行治疗，就会出现骨龄提前、生长潜力受损，进而导致成年矮身材。

所以，一旦发现孩子可能性早熟了，就要到生长发育或儿童内分泌专科门诊就诊，请专科医生进行检查分类、排查原因、确定是否需要进行药物干预。即便暂时不需要用药的也要定期复查，以防止成年矮身材的发生。

六、GnRHa 联合生长激素治疗适合哪些患儿？

要回答这个问题，我们先要了解这两个药的作用以及联合应用后会有什么益处。人体下丘脑合成分泌的促性腺激素释放激素（GnRH）主要作用是接触和激活垂体的分泌促性腺激素的细胞，使黄体生成素和卵泡刺激素释放，进而使性腺（女孩卵巢、男孩睾丸）发育增大、分泌性激素，随后出现第二性征发育及刺激骨龄进展。GnRHa 是将天然的 GnRH 的结构经人工修饰加工后生成的药物制剂，改变了 GnRH 原来的活性。目前用于儿科临床治疗的 GnRHa 有缓释剂包埋和缓释型制剂两种类型。它跟体内自然分泌的 GnRH 抢占受体位点（与受体结合得更牢固），使

GnRH 发挥不了作用，从而使促性腺激素和性激素水平下降，抑制骨龄，延长青春期，增加青春期的生长空间。重组人生长激素（rhGH）用于治疗儿童生长激素缺乏症已经有 60 多年历史，目前使用的第五代 rhGH 在氨基酸含量、序列和蛋白质结构上与人垂体分泌的生长激素完全一致，其生物活性、纯度、效价均很高，其主要作用是通过促进肝脏合成类胰岛素样生长因子-1（IGF-1）而发挥促生长作用，也可直接作用于骨骼的生长板或通过自分泌和旁分泌的方式合成 IGF-1，促进软骨细胞、成骨细胞等增殖，生长激素本身又可促进蛋白质合成，总的作用是促进长高。GnRHa 联合生长激素治疗可以在抑制性腺轴、降低性激素水平、延缓骨龄增长、增加青春期生长空间的同时，促进骨生长板的生长活力，促进骨骼、肌肉等生长发育，联合作用的目的是增加青春期总的身高增长量。

研究发现，青春期身高增长的总量是相对固定的[①]，整个青春期女性身高获得 20 ～ 25cm，男性比女性多 3 ～ 5cm。如果青春发育启动时为矮身材（起跳板低），那就会导致成年矮身材。

目前 GnRHa 联合生长激素治疗已被允许用于下列患者：

（1）中枢性性早熟患儿就诊时伴有身材矮小（初始治疗即两药联用），或单用 GnRHa 治疗后生长速度显著下降，且因骨龄大导致预测成年矮身材（出现生长减速后再加用生长激素）。

（2）生长激素缺乏症、小于胎龄儿生后持续矮小、特发性矮小等也可两药联用。常用方法如下：

① 颜纯，王慕逖. 小儿内分泌学 [M]. 北京：人民卫生出版社，2006.

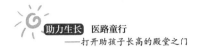
①青春期前已用生长激素治疗，青春发育启动时仍为矮身材，加用 GnRHa 联合治疗以增加青春期的生长空间。

②患儿就诊时已经青春期发育且身材矮小，但尚有一定的生长潜能（女孩骨龄＜11岁，男孩骨龄＜13岁），两药联用以增加青春期身高获得的总量。

（3）预测成年矮身材的青春期孩子，他们身高偏矮（位于 $-1SD$ ～ $-2SD$），但因骨龄大，生长潜力受损导致预测成年身高＜正常成年人身高 $-2SD$，可两药联用治疗。对此类患儿，也同样要求尚留有一定的生长潜能（女孩骨龄＜12岁，男孩骨龄＜13岁，且没有出现峰速生长期的效果更好）。

研究发现，从成年身高改善的角度来考虑，GnRHa 联合生长激素治疗的患儿比未经治疗的患儿平均身高增加 4～6cm，少则 3cm，多则 10cm；疗效之间存在个体差异。但是，两药联用治疗并非常规的治疗方法。两药联用需多长时间？停用 GnRHa 后，是否需要继续生长激素治疗？如需要的话，生长激素需要继续用多久？具体情况还需具体分析，临床还需积累更多的经验。

七、停用 GnRHa 后多少时间才能恢复发育？

一旦中枢性性早熟的患儿完善检查后确定需要用 GnRHa 治疗的，一般家长都会问："会影响以后的发育吗？会影响将来的生育吗？停药后多少时间才能恢复发育？"

确实，GnRHa 治疗后，2～3周后便表现出促性腺激素和性激素水平逐渐下降，性腺的发育被抑制，可以明显地观察到女孩乳房变软、变小了，男孩睾丸变小、阴茎不再增大了。但这种抑制是可逆的，停药后仍能恢复青春发育的正常过程。据报道，平均停药 1 年后，下丘脑 – 垂体 – 性腺轴的功能又恢复到青春期的正常水平。据我们的临床随访显示，在停药后 3 ～ 6 个月，女性患儿的乳房开始再次增大，平均 1 ～ 1.5 年后出现月经初潮。国外报告，停药后最短 0.4 年、最长 3.9 年可出现月经初潮，性发育恢复的时间长短有个体差异，这也跟开始治疗时的年龄和发育分期、持续治疗时间的长短等因素有关。停止 GnRHa 治疗后的最初数月，性征发育仍未出现，提示下丘脑 – 垂体 – 性腺轴的功能由抑制至恢复需一定的时间。研究报告，经治疗的患儿与正常人群相比，生育率无差异。因最初接受治疗的患者尚未进入老年，GnRHa 对下丘脑 – 垂体 – 性腺轴的远期影响有待进一步的研究。

八、在抑制骨龄方面，如何选用 GnRHa 和芳香化酶抑制剂？

我们在本书的第一部分已经详细介绍过 GnRHa 和芳香化酶抑制剂（aromatase inhibitors，AIs）了，这两种药均有抑制骨龄的作用。那么，在治疗的时候，我们该如何选择呢？

我们将从作用机制、是否延长青春期、抑制骨龄、安全性及治疗要求等方面，对两种药进行比较（见表 2–1）。

61

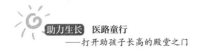
表2-1 GnRHa 与 AIs 比照

	GnRHa	AIs
作用机制	抑制性腺轴、降低性激素水平	抑制雄激素转化为雌激素
延长青春期	有	无
抑制骨龄	+	++
安全性	较好	男性化且超说明书用药
治疗要求	青春早中期，勿中断峰速生长期*	无较安全的药物可替代

*注：峰速生长期（进入快速生长，年平均身高增长值：女孩8.3cm，男孩9.5cm）

综上所述，如果用 GnRHa 能解决的问题，最好不选 AIs，女孩尤其要慎用 AIs。

在决定是否接受治疗时，家长需权衡利弊，充分考虑疗效的个体差异、药物的潜在风险、治疗带来的经济压力及孩子的各项需求，做出合适的选择。

九、治疗过程中为什么要定期复查监测？

首先，任何药物均有潜在的风险，定期复查监测可以及时发现和处理风险，减少或避免不良反应的发生。

其次，并非所有的矮小和性早熟均适合使用 rhGH 和 GnRHa 治疗，明确疾病诊断是严格掌握药物临床应用适应证的前提。在治疗过程中定期复查监测，可以及时发现一些问题，有利于纠正诊断或调整治疗方案。

最后，每个孩子对药物的反应及敏感性不同，儿童又处于不断生长发育的过程中，定期复查监测可以及时调整药物剂量和治疗方案，获得更佳疗效。

所以，一旦治疗开始，我们就要对药物的有效性和安全性进行定期监测。

十、何时可考虑停用 GnRHa（"抑制针"）？

GnRHa，老百姓称之为"抑制针"，中文的全称是促性腺激素释放激素类似物，是治疗中枢性性早熟的标准治疗药物。GnRHa进入体内后，跟 GnRH 抢占受体位点，使自然分泌合成的 GnRH发挥不了作用，从而抑制了性腺轴的功能，进而抑制了快速进展的骨龄，预测成年身高就会明显改善。那么，什么时候可以停用"抑制针"呢？

2019 年美国发布的指南"GnRHa 在儿童应用的国际专家共识更新"中指出，没有一项单一指标可以决定何时停药，需要综合考虑各种因素。[①]

首先，我们想一下，用药的初衷是什么？对男孩来说，大多数是为了改善成年身高。而从中枢性性早熟的发病率来看，整体上女孩高于男孩。对女孩来说，最主要的就是为了推迟月经和改善成年身高。所以，停药的时机需要两者兼顾。

---

① KRISHNA K B, FUQUA J S, ROGOL A D, et al. Use of gonadotropin-releasing hormone analogs in children: update by an international consortium[J]. Hormone research in paediatrics, 2019, 91(6): 357-372.doi: doi.org/10.1159/000501336

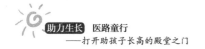
1. 为了推迟月经，停药年龄不能过早。

如果一个中枢性性早熟的女性患儿5岁开始治疗，满2年也只有7岁，过早停药，还是会月经早初潮。为了不早初潮，起码得治疗到9周岁之后。

2. 为了改善成年身高，"抑制针"至少要用2年。

因为用药后，骨龄的进展逐渐被抑制住（较治疗前增长缓慢，但还是慢慢在增长，不可能原地不动），身高增长逐渐地追赶到按骨龄的身高标准差分值，预测成年身高才能改善。这里，我们还得考虑几个问题：

（1）预测成年身高的软件都是基于正常儿童人群的研究，没有专门用于中枢性性早熟人群的预测软件，因为中枢性性早熟患儿的生长轨迹跟正常儿童是有区别的，所以，预测的准确性会打折扣。

（2）停用"抑制针"后，性腺轴逐渐恢复活力，性激素分泌增多，有些孩子的骨龄会出现追赶生长，最终成年身高往往低于停药时的预测成年身高。换句话说，就是停药时预测的成年身高可能会过于乐观。

（3）停药时，要评估孩子的骨龄和剩余生长潜力，还要考虑父母遗传靶身高的影响。

（4）医生要与家长充分沟通，在他们对孩子成年身高的期望值和对孩子怎样更好（如在该发育的年龄段要让他们发育，以免出现心理影响）之间做平衡。

　综上所述，没有单一指标可决定何时停用"抑制针"，停药需要兼顾推迟月经和改善成年身高两方面需求，需要综合考虑上述因素做出决定。

十一、哪些患儿需要查染色体？

（1）不明原因的智力落后患者。

（2）不明原因的运动发育迟缓者。

（3）多发畸形者。

（4）女孩伴身高矮小或者偏矮者（身高＜同年龄、同性别正常儿童身高第10百分位）。

（5）高促性腺性发育不良者。

（6）未发育男孩出现乳腺增生者。

（7）尿道下裂、阴蒂肥大等疑似性分化异常者。

十二、哪些患儿需要做基因检测？

生长发育主要受到遗传因素的影响，尤其是身高，遗传因素是关键性因素，因此，基因检测是找到矮小症病因的重要手段。基因检测主要方法有一代Sanger测序技术、全外显子测序（whole exon sequencing，WES）、全基因组测序（whole-genome sequencing，WGS）以及拷贝数变异（copy number variation，CNV）测序技术等。以下情况建议进行基因检测：

（1）高度怀疑患儿有遗传病的可能（如临床症状、体征和其

65

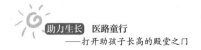

他检测结果提示异常，家族史阳性或近亲结婚家系等）。

（2）不明原因的智力落后，和 / 或发育迟缓。

（3）多发畸形者。

（4）重度矮小者（身高<同年龄、同性别身高的 –2.5SD)。

（5）不明原因的多垂体激素缺乏者。

（6）家族中矮小人数 ≥ 3 人的矮小患者，尤其是连续三代有矮小者。

（7）尿道下裂、小阴茎、阴蒂肥大等性分化异常者。

（8）嗅觉减退 / 丧失伴性发育不良者。

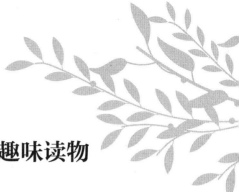

第三部分　童行路上趣味读物

一、奇妙的 21cm 身高差

　　钱江小区最近新搬来一家住户，三姐妹的身高差引起了邻居们的好奇，甚至有人怀疑她们不是同父母所生的。你看，老二身高 177cm，老大身高 164cm，老三身高才 156cm，三姐妹的最大身高差竟然达到 21cm。同父母的姐妹为何有如此大的身高差呢？不是说每个人的身高都由自己的遗传基因控制，是与生俱来的吗？后天环境因素决定的身高差距会有如此之大吗？这 21cm 的成年身高差是怎么形成的呢？

　　首先，我们来看一下她们父母的身高。母亲身高 159cm，父亲身高 178cm。因此，她们的遗传靶身高应该是:（父亲身高 + 母亲身高 –13）÷2=（162±5）cm，即她们的平均身高应该是 162cm，在后天环境因素的作用下，一般上下波动可以在 10cm 之

67

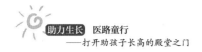
间，即 157 ～ 167cm。

老大身高 164cm，就在父母的遗传靶身高范围内，不用分析了。我们着重分析一下老二和老三之间 21cm 的身高差异是怎么形成的。

一般情况下，遗传因素影响身高占 70% ～ 80%；而宫内和出生后的营养、环境、疾病等多种因素均能影响生长相关基因的表达，也就是说，先天因素（即遗传因素）赋予孩子们固有的长个子的能力能否良好地表现出来与后天因素密切相关。

老三出生时体重只有 2.4kg（属于小于胎龄儿），由于宫内营养不良导致先天不足；幼年时又患肾脏疾病，长期服药（糖皮质激素和中药）治疗；这些都会影响到先天决定的长个子能力的发挥。最终老三的成年身高就不太理想，也就是说宫内营养不良和疾病这些因素共同影响了老三的生长潜能的发挥。

老二出生时体重 3.5kg，生后母乳喂养，从小营养好、睡眠好，喜欢运动，没有任何疾病，她父亲家族赋予的高个子基因（叔叔的身高 185cm，几个堂兄弟的身高均在 180cm 以上）在各种环境因素均保证的条件下，充分发挥应有的作用，所以老二身高超过了遗传靶身高，充分表现了她父亲的高个子基因效应。据了解，老二青春发育时有 2 年的峰速生长期（身高增长 ≥ 10cm/ 年），月经初潮时身高已达 170cm。

很多家长对于这些遗传以外的因素（主要是环境因素）不太重视，觉得这些因素对成年终身高只有 20% ～ 30% 的贡献率，没当回事。实际上，这些因素的影响还是蛮大的。例如母亲身高 155cm，父亲身高 168cm，女儿的遗传靶身高跟母亲一样是 155cm，儿子的遗传靶身高跟父亲一样是 168cm。对女儿来说，20% 也就意味着 31cm，30% 则意味着 46.5cm，要多长 15.5cm；对儿子来说，20% 意味着 33.6cm，30% 意味着 50.4cm，要多长 16.8cm。这是一个很惊人的高度。

掌握下面这些促进长高的法宝，助您的孩子多长 10cm：

1. 均衡营养

从营养角度考虑，对刚出生的婴儿，尽量做到至少 6 个月的纯母乳喂养；6 个月以后，在不同的生长期都应供应足够、合理的营养食品。对幼儿园和学龄期儿童，应重视的就是平衡膳食、荤素搭配，包括动植物蛋白质搭配、动植物脂肪搭配、精粮与粗粮搭配等，使之能摄取足够的优质蛋白质以及必需的脂肪酸、矿物质和维生素。此外，还要注意摄取特殊的营养素，比如高密度不饱和脂肪酸——二十二碳六烯酸（docosahexaenoic acid，DHA），它是生长发育的必需物质。这种物质主要来自鱼类食物。

2. 合理运动

运动是促进孩子长高的第二个重要因素。人体长高是由长骨干骺端的骺软骨不断生长所致的，而骺软骨的生长需要良好的血液供应。经常参加体育活动，能够促进血液循环，加速新陈代谢，使骨骼组织供血增加、营养增强，再加上运动时机械性的摩擦、刺激，骺软骨细胞不断增殖，骨骼生长发育旺盛。

多做室外纵向运动和肢体伸展运动，最适宜的如跳绳、摸高、投篮、吊环、引体向上、游泳、打羽毛球等。室外活动让孩

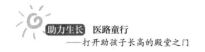
子能得到较长时间的阳光照射，促进机体维生素 D 的生成，有利于钙的吸收，也可促进身高增长。因此，春天，我们应该让孩子投入大自然的怀抱，尽情享受运动的快乐，同时也接受运动带来的生长激素分泌高峰。

3. 充足睡眠

睡眠是孩子长高的又一重要因素。俗话说"人在睡中长"，这是有其道理的。一方面，睡觉可使大脑神经、肌肉等得以放松，缓解机体疲劳；另一方面，孩子进入深睡眠后，体内生长激素分泌旺盛，因此充足的睡眠有利于孩子长高。

4. 防治疾病

及时治疗疾病也是保证孩子正常生长发育的重要因素。影响孩子长高的疾病有数百种，有些可以治疗。如生长激素缺乏症、甲状腺激素缺乏症等可以通过激素替代补充治疗改善儿童身高；如哮喘、先天性心脏病等原发病治好之后，儿童身高也会出现追赶生长；但还有些遗传性疾病目前尚无好的治疗方法。矮小儿童需要请有经验的专科医师检查，查找病因，对因对症治疗。

5. 精神愉快

心情愉悦有利于促进儿童生长，精神压抑可抑制生长激素的分泌。因此，家长应努力为孩子营造出一个平和的环境，让孩子愉快地成长。

二、好睡眠助孩子长高之谜

上一个话题我们讨论了均衡营养、合理运动、充足睡眠、防治疾病和精神愉快是助力孩子长高的五大法宝。掌握了这五大法宝，可使孩子长高的遗传潜能发挥到极致。可是，什么是充足睡眠（好睡眠）？为什么好睡眠能助孩子长高？好睡眠助长高的机制以及儿童睡眠卫生学对很多人来说还是一个谜。今天就让我们来揭开这个谜底吧！

（一）什么是好睡眠？

儿童好睡眠不仅指睡眠时间（量）充足，还包括睡眠质量好，即睡眠结构、睡眠方式、睡眠行为等应符合各年龄段的特点及变化。

一般情况下，不同年龄段儿童每天需要的睡眠时间：1～3岁幼儿是12～14小时（年龄越小需要的睡眠时间越长），其中白天小睡1.5～3.5小时，晚上醒来的情况会经常发生；学龄前期儿童是11～12小时，随年龄增大，午睡的时间会逐渐减少（5岁左右可以不再午睡），20%的孩子会出现晚上醒来的情况；学龄期儿童（6～12岁）是10小时左右，午睡很少，上学日和非上学日晚上睡眠时间差别较大；青春期（12岁以上）理想的睡眠时间是9小时，因受学业和生活方式的影响，实际只有7～8小时，并且往往是就寝晚而晨起较早。

每个人对睡眠时间的需求是不同的，那么我们该如何判断孩

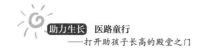
子是否有睡眠问题呢？一是观察有无睡眠方式的异常，如入睡困难、夜间清醒状态延长等。二是观察白天有无过分疲倦、注意力不集中或情绪和行为异常、自控能力变差等。

（二）为什么好睡眠能助孩子长高？

人在睡眠状态，其实并不像其表面看起来的那般平静。睡眠的时候，我们身体内部有部分结构就像加工、分类、输送产品的夜班车间还在有条不紊地运作着，而且各部位配合精准。车间的上级领导（人体生理功能正常运转的司令部）就是神经内分泌系统。调节肾上腺、甲状腺、性腺以及生长激素分泌的上游激素就在这个系统之中，这些激素的分泌与睡眠的关系非常密切。

20世纪50年代，国外有一位科学家在观察儿童睡眠的脑电变化时发现，在睡眠过程中有一段时间的脑电活动很特殊，这一时期脑电波频率变快、振幅变低，同时还出现心率加快、血压升高、肌肉松弛、阴茎勃起等，最奇怪的是眼球不停地左右摆动，如果孩子在这个时段被唤醒，往往会叙述做梦情景。科学家把这段睡眠称为快速眼动（rapid eye movement，REM）睡眠。研究发现，一个人入睡之后，会先进入一期睡眠，继而出现二、三、四期睡眠，然后由深变浅依次返回。当返回到二期睡眠之后，通常便出现眼球不停地左右摆动（好像在快速观看梦中的场景）。除二期睡眠之外的其他期睡眠均为慢波睡眠，故统称为非快速眼动（non-rapid eye movement，NREM）睡眠。一个周期结束后又进入另一个睡眠周期，由浅入深再由深变浅，间断出现REM睡眠，如此往复。通常一夜有4～5个周期，第一个周期时间长些，以后的周期时间变短。一般情况下，第一次出现 REM 睡眠大约持续 5 ～ 10 分钟，以后加长，最后一次可长达 40 分钟（几乎占了最后一个周期的一半时长，此期醒来，往往会对梦中场景记忆犹新、历历在目）。

REM 睡眠和 NREM 睡眠（分浅睡眠阶段和深度睡眠阶段）分别有着不同的生理功能，整晚轮番出现，各司其职。

REM 睡眠推测可能是人们在对一天中所获得的信息进行加工整理进而使之条理化的过程，也有人认为其与人类智力及记忆密切相关。长期阻断 REM 睡眠，会引起类似精神病患者那样的严重的认知障碍。一般阻断 REM 睡眠后，人体会自动延长 REM 睡眠时间以补充不足。REM 睡眠有时会突然中断，往往是某些疾病发作的信号，例如心绞痛、哮喘等疾病。

NREM 睡眠，即不做梦的那个时段，脑垂体的各种激素分泌增加，特别是生长激素，在 NREM 睡眠的深睡眠阶段分泌旺盛，而在其他睡眠阶段及觉醒状态分泌都会减少。生长激素有助于蛋白质及核糖核酸的合成，促进全身细胞的新陈代谢和组织修复，直接或间接地通过类胰岛素样生长因子 –1（IGF–1）促进生长发育，进而促进骨骼的生长和身高的增长。如果睡眠经常紊乱，就会减少 NREM 睡眠的深睡眠阶段的时间，导致生长激素分泌减少；也会影响其他很多重要的激素的分泌，从而影响生长发育。

不仅如此，睡眠和人体免疫系统的关系也很密切。在睡眠过程中，免疫功能也会出现规律性的变化，免疫调节物质在脑内的含量亦随着睡眠过程而发生变化。因此，睡眠缺失可引起机体免

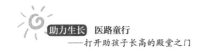
疫功能的异常，导致免疫监视和免疫调节功能障碍，不仅使孩子容易患病，还影响了身高的增长。

人体的一些重要的生理过程在夜间就这样悄悄地进行着，维护着我们的机体健康，也促进着孩子的身高增长。

（三）儿童睡眠卫生学的基本法则

1. 养成规律的作息

（1）为孩子设置一个相对固定的就寝时间和就寝常规。在就寝时间差异上，天与天之间不应大于 1 小时。

（2）就寝前尽量保持安静，避免高强度的运动和激烈的玩耍。

（3）睡前不玩手机和电脑。电脑、电视机和手机的辐射可能会影响神经系统从而造成入睡困难、易醒或浅睡眠。建议在睡觉前 1 小时关闭所有电子产品。

2. 创造有利于睡眠的环境

（1）房间需要经过良好通风，保持空气清新。

（2）室内温度应该保持在 17～20℃。睡眠时宁愿室内温度低一些盖着暖和的被子，也不要在很热的环境内盖很薄的被子。

（3）床褥的硬度要适中，枕头的尺寸不用太大，但要舒适。

（4）睡觉的时候不要留小灯（夜灯）。因为有助于睡眠的褪黑素只有在完全黑暗的情况下才能产生，褪黑素生成不足会导致心理和生理失调。

（5）孩子犯了错，千万不要选择他的卧室作为惩罚的地方。

3. 注意饮食

（1）影响晚上睡眠质量的不仅只有晚餐。入睡困难的孩子最好在下午6点之后停止进食。

（2）空腹也会对睡眠产生不利影响。如果孩子在睡前感觉特别饿，可以吃些沙拉或者纯酸奶。

（3）睡前数小时避免食用含咖啡因的食物，包括咖啡、茶和巧克力。

4. 让身体习惯睡眠

（1）入睡困难的孩子应避免躺在床上却不睡觉。如果躺在床上却睡不着，可以尝试站起来在房间里走一走，做呼吸操，或者听听轻音乐，然后再上床睡觉。

（2）睡觉前用热水泡脚，彻底放松一下心情。

5. 白天适量运动

（1）儿童须保证白天有一定的户外活动时间（玩耍亦可），阳光的照射会有助于身体内在生物钟的正常运转。

（2）每天都要进行孩子喜欢或乐意接受的运动，白天适量的运动会帮助他夜间尽快入睡并睡得深。

如果医师评估孩子有睡眠问题，不要轻易让其服用安眠药，要先了解家庭背景和其父母的养育方式是否存在问题（有没有设立一个相对恒定的就寝常规、执行规律的就寝时间等）。如果在问题发生的最初阶段被发现，就可及时纠正（初级预防）；在问题已经存在的情况下，要阻断其变成慢性（二级预防）；如果问题持续存在，需要及时寻求精神卫生科（或心理科）医生的帮助。

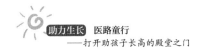
三、"快速长高"背后的陷阱

小兰是足月出生的,可体重只有 2.2kg,生后母乳喂养,1 岁断奶后饮食合理,运动不少,睡得也好,可身高一直长得慢。小兰 4 岁多时,因身高矮去医院就诊,测身高只有 92cm(4 岁女孩平均身高 103.1cm,身高 < 95.8cm 为矮小),医生诊断为小于胎龄儿(生后持续矮小),建议完善检查后,可用重组人生长激素(rhGH)治疗。可小兰的爷爷和奶奶坚决反对,一是他们怕药物的副作用,二是他们认为,小兰爸爸身高 172cm、妈妈身高 161cm,小兰以后肯定会长高的。

转眼间,小兰读小学了,在班级里她是最矮的,比同龄女孩矮了十多厘米,因此难免有些自卑。这时候,小兰妈妈着急了。于是在很多个双休日和节假日,妈妈带着小兰四处奔波,尝试了很多种方法,比如在皮肤上贴"生长贴",在穴位上"扎针""埋线",结果折腾了 1 年多,花了 2 万多元钱,还是只长高了 5cm。体育课排队她还是排在第一个,而且学习成绩下滑到了中下水平,这下子全家人都着急了。

有一次,小兰爷爷和奶奶被邀请去某酒店听"健康讲座"。一位举办方介绍其为北京某大医院退休的满头白发的"老教授"声情并茂地讲完"养生知识"后,拿出了一款"健脑健身保健品",说:"这是一款老少皆宜的高科技保健品,老年人吃了精气神十足,可防老年痴呆;儿童吃了则有"奇迹"发生。这个保健品已帮助无数个学生圆了大学之梦。"小兰奶奶问："能帮助长高吗？""老教授"斩钉截铁地回答："当然能！给你们留下手机号，打电话有优惠价，无效找我。"小兰爷爷和奶奶非常高兴，以优惠价一下子买了一大箱（20盒），回家后就让小兰吃。小兰爸爸要看一下说明书，没找着；药的外包装也因为"环保""便于携带"等理由，被工作人员拆了，换成了环保袋。小兰爸爸用"老教授"留的手机号联系，也被"老教授"滔滔不绝的介绍说动了。"好！吃吧！"全家人意见一致。吃了1个月，小兰的乳房开始出现硬块，到附近医院去检查，医生说，8岁半女孩乳房发育不算性早熟，正常的。吃了3个月，小兰居然长高了3cm。既然有这么好的效果，小兰家人就电话联系、邮购、继续服用……服用1年多的时间，小兰长高了11cm。就在全家人欣喜不已的时候，不到10周岁的她竟然月经初潮了，到医院测骨龄，已然11岁多了，预测成年身高到不了150cm。此时，小兰爸爸再给"老教授"打电话，对方说了没几句就挂断了，之后就再也联系不上了！全家人一下子懵了！

关于小于胎龄儿

正常足月儿一般出生体重＞2.5kg。小于胎龄儿是指出生体重和／或身长低于同胎龄正常参考值第10百分位的新生儿。

导致出生时低体重的原因，既有胎儿本身的因素，也有母亲或胎盘的因素。小于胎龄儿潜在的风险包括：①影响脑发育，可对认知和智力有影响，学习成绩较适于胎龄儿低；②成年后有发生2型糖尿病、高血压和高脂血症等代谢综合征，以及冠心病、

第三部分　童行路上趣味读物

脑卒中等疾病的风险。③小于胎龄儿性发育年龄与适于胎龄儿无异，有一部分小于胎龄儿出生后没有追赶生长，以至于持续矮小，如到了 3 ～ 4 岁以后仍无追赶生长者，是适合用生长激素治疗的。

关于保健品

保健品是中国的叫法，在国外一般称之为"膳食补充剂"（dietary supplements）。《保健（功能）食品通用标准》[①]3.1 条将保健食品定义为："保健（功能）食品是食品的一个种类，具有一般食品的共性，能调节人体的机能，适用于特定人群食用，但不以治疗疾病为目的。"所以，在产品的宣传上，是不应该出现效率、成功率等相关的词语的。

还有一类保健品，除了一些营养品外，还会添加一些药材或含有性激素的食物。不少家长为了给孩子增营养、促长高，将其作为健康投资，往往给年幼的孩子长期服用。现已证实，人参、蜂王浆、花粉、鸡胚、蚕蛹、牛鞭、牛睾丸、"增高素"等均存在较多性激素，甚至有促性腺激素样物质。这些物质是其让孩子表面上"快速长高"背后的陷阱。近年来，很多无良商人抓住家长们想孩子长高的心理进行诈骗，再加上家长的盲目无知给孩子带来了不同程度的伤害。在如今的线下、线上市场，"健脑保健品""增高保健品"琳琅满目、价格不菲，说明书（推销词）往往过分夸大其功能。部分保健品之所以能骗人，关键在于宣传瞎吹牛，成分里乱加药材。殊不知，给幼小的孩子滥用保健品会产生

---

① 国家技术监督局. 保健（功能）食品通用标准：GB 16740-1997［S］. 北京：中国标准出版社，1997.

一系列的副作用。给孩子乱吃保健品，钱花得冤枉不说又伤害孩子的身体，真的不值得！

关于生长激素

生长激素是大脑中心一个豌豆大小的垂体分泌的一种蛋白质，是人体生长不可缺少的，没有它，人就长不高，会成侏儒。生长激素是体内促进骨骼线性生长的激素，其促进骨骺成熟的作用极为微小。整个生长激素轴有很多环节，也有很多生长激素不缺乏的儿童也会出现矮小，他们由于没有生长激素受体等可用，还得用生长激素去追赶身高。临床上，并非只有生长激素缺乏症才可以用生长激素治疗，比如特发性矮小（ISS），它是指目前尚无法明确病因的匀称性身材矮小，也是适合用生长激素进行治疗的。美国 FDA 先后批准了特纳综合征、Prader–Willi 综合征（小胖威廉综合征）、慢性肾功能不全、小于胎龄儿（生后持续矮小）、特发性矮小、SHOX 基因缺失、努南综合征等 7 种非生长激素缺乏的矮小的相关适应证使用生长激素治疗。

百姓对激素治疗有一种"天生"的畏惧心理。生长激素虽然也叫"激素"，但它是由人体自身分泌的一种肽类激素，是促进人体生长的一种蛋白质，主要功能就是促进骨骼生长，让孩子长高，不是常说的"激素"即肾上腺皮质分泌的糖皮质激素，后者有导致中心性肥胖、生长迟缓等副作用。

但是，任何药物使用时均有潜在的风险，生长激素也不能滥用，一定要在专科医生的指导下应用！即使符合生长激素治疗的适应证，使用前也要做必要的检查，排除禁忌证；使用后也要定

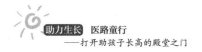
期复查，监测药物的安全性和有效性。

四、五花八门的"增高术"

吃海参会长高吗？吃三七能助长吗？增高鞋有用吗？……各种五花八门、形形色色的"增高术"真的有效果吗？我们搜罗了网上以及日常生活中最常见的增高产品做了分析，结果让人大吃一惊。

1. 排名第一的增高药

网上有一款排名第一的增高药（其实是保健品），广告词为"助您高人一等"。产品简介：本产品是以山楂、麦芽、葡萄糖酸钙、乳酸亚铁、葡萄糖酸锌、维生素 A、维生素 D、牛磺酸、L–赖氨酸为主要原料加工制成的保健食品，经功能试验证明，具有改善身高发育的保健功能。

点评分析 该保健品从主要成分来看，是含有某些微量元素（锌、铁、钙等）、维生素以及氨基酸，对于缺少这些营养成分的小朋友可能在营养上会有一定的帮助。但是，由于每个小朋友出现生长迟缓的原因是不相同的，是否缺乏以及缺乏哪一种营养素，需要去正规的医院进行化验检测。针对具体缺乏的某项营养素进行补充那是最好的，盲目过量补充机体不缺乏的营养素对身体不一定有益。这些营养素其实和我们日常生活中所吃的食物中的营养素一样，单靠它们来治疗矮小是不可能奏效的。

2. 增高复方精油（骨骼助长素）

这款骨骼助长素的广告词为"突破年龄限制，25岁还能再长"。按产品说明书，其主要成分为熏衣草、甜橙、乳香、甲壳骨胶原分子、杏仁油、橄榄油、红花、葡萄籽油等。产品功效：活血行气、疏通经络气、调理身心。促进脑垂体分泌生长激素，促进神经系统生长发育。强身健体，加强骨骼发育，强壮骨骼。

点评分析　该产品的主要功效是活血，产品宣传页面上所谓的"突破年龄限制，25岁还能再长"纯属无稽之谈，没有任何的科学依据。一般人25岁骨骺早已闭合，盲目追求药物增高也是徒劳无功的。

3. 海参

推销海参的广告："青春期是孩子长高的关键阶段，需要大量营养做后援，而秋天正是收纳的季节，身体很容易吸收营养并转化成能量蓄积在体内，为长高打下坚实基础。"这样的广告词确实很让人心动！有些用心的家长因此而大把地花钱，专门让孩子隔天吃一根优质海参，欲帮助其长高。

点评分析　海参的主要营养成分是蛋白质，海参的营养价值并非如宣传的那般好，大多是商家利益所驱。其实它所含有的营养人们完全可以从其他食物中获取。蛋白质缺乏的人吃些海参或许有助于身高增长。但过多的蛋白质摄入并不能帮助长高。研究发现，经常吃高蛋白饮食的儿童会提前启动性腺轴，第二性征提前出现，通俗地说，就是会出现性早熟！在青春期过多地吃高蛋白食物，可能会使性激素分泌地更多，促进骨龄的快速进展，这

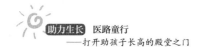
反而会使生长潜能丢失。所以，各位家长也不能盲目地给孩子吃过多的海参！

4. 三七及三七粉

民间有个说法，孩子在十五六岁时吃三七，个头可以再往上蹿一蹿。知道这一土方的家长们都不想孩子在"硬件"上输给别人，跃跃欲试，但其中不少家长对三七的功效缺乏基本的了解。

点评分析 三七的功效可用"止血、散瘀、定痛"六个字来概括，所以历来都是以三七作为伤科金疮要药，很少作为补品食用。近代研究发现，三七粉和人参之类的滋补品一样，有一定降血脂和提高机体免疫力的功能，也会促进身体提前发育。有些孩子服用了三七粉，短时间内确实身高会蹿高，但是骨龄也会快速增长。这样可能会导致孩子的骨骺提前闭合，而骨骺一旦闭合，孩子就不可能再长高了。这就像拔苗助长，吃了这些补品后，可能短时间内身高蹿了蹿，但是压缩了长高的整体时间。"半年长5厘米，只长了2个半年；跟半年长3厘米，长了4个半年"，到底哪个长得更高？这笔账家长要算清楚。

5. 补钙

宝妈说："我们宝宝个子矮、骨头不够硬，缺钙。医生，给我们补钙吧！"

点评分析 钙并不是使骨骼生长的主要物质。骨骼生长靠的是生长激素、甲状腺激素、甲状旁腺激素、类胰岛素样生长因子等和从食物中获得的各种营养素。缺乏生长激素的孩子，纵使有足够的钙，他们的个头一样长不高；而总能量和蛋白质摄入不足导致矮小者，只补钙也不会长个子。所以，长高并不仅仅与补钙有关。生长激素等与生长有关的因素是否正常都需要专科医生进行全面的评估。如果孩子生长迟缓，千万不要胡乱补钙，应及时咨询儿科内分泌或生长发育专科医生，找出确切的病因。

6. 增高鞋

网上关于增高鞋的假信息很多，按照骗子们的说法，用了不到 2 个月长高了 10 厘米，用了 1 个月长高 8cm。这太夸张，太离谱了！

点评分析 一些隐形增高鞋是加了内增高垫，也就是一次性的垫高作用。这些增高鞋其实就只是起垫高作用，让人一下子看起来可以增高 6～8cm，对一些矮个子成年人的外观有一定帮助。但是增高鞋不适合于儿童，儿童处于生长发育阶段，平时运动多，穿了这种增高鞋容易崴脚。还有一类增高鞋是加用了按摩垫，但是刺激穴位长高的作用是很有限的。

综上所述，面对市面上五花八门的"增高术"和琳琅满目的增高产品，各位家长须提高警惕，切不可盲目使用。如果您对小孩的身高有疑问，可以找正规医院儿科内分泌或生长发育专科医生咨询！

五、138cm 的终生之痛

所谓"机不可失，时不再来"，讲的就是好的时机不可放过，失掉了就不会再来。有些事、有些病，你没有抓紧时机去做、去

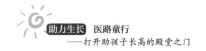
治，将会延误终生，造成终生之痛。今天，给你讲个真实的故事，并针对这个故事，探讨一下为了不延误时机，哪些情况需要我们刨根问底、当机立断！

某天上午，一位长相甜美、个头不高的 12 岁河南农村女孩笑笑被眉头紧锁的父亲带进诊室。笑笑四肢匀称、肩部不宽、胸部丰满、腰部较窄、臀部较浑圆，已然是成熟女性的体型；可一量身高，笑笑才 138cm。这个年龄，本是蹿个子的时候，但笑笑近 1 年身高丝毫未增加。笑笑的父亲身高 172cm，母亲身高 159cm，她的遗传靶身高应该在 159cm 左右。随后拍了骨龄片一查，笑笑的骨龄已是成年人的骨龄，所有的骨缝已闭合。她的身高将永远定格在 138cm。

是什么原因使这个孩子在 1 年前（11 岁）就停止长高了呢？

追问病史，笑笑在 4 岁不到就出现阴道出血，起初每年几次，每次持续 2～3 天，量不多，曾在当地医院就诊，但病因未明。笑笑在 7 岁的时候，就有了规律的月经，乳房逐渐丰满；因为当时笑笑的身高略高于同龄人，没有头痛、视力减退等任何不舒适的感觉，因此，没有引起家人足够的重视。可是，在笑笑 10 岁的时候，同学们开始蹿个子了，身高都超过了她。从 1 年前开始，笑笑的身高就再也没有增加过，父母这才着了急。通过当地医生的介绍，笑笑父亲满怀希望，带着笑笑从千里之外的河南来到杭州。

可是，失望马上接踵而至。拍好骨龄片后不到半小时，通过电脑阅片就已知道，笑笑所有的骨缝都已闭合，没有进一步长高的空间了。只能一声长叹！回天无力啊！欲哭无泪的笑笑父亲只能让医生签字退了已付费的头颅磁共振，拒绝了其他任何检查。138cm 成了笑笑和她父亲的终生之痛！

虽然，导致笑笑最终身高定格在 138cm 的确切病因，我们目前不得而知。但是，根据病史，性早熟是可以明确的，而且中枢性性早熟（真性性早熟）的可能性非常大。如果在笑笑不到 4 岁，刚刚开始出现阴道出血时，她能够到儿科内分泌做专科检查，明确性早熟类型和病因并采取抑制性腺轴、抑制骨龄的治疗措施，现在的情况就完全不同了。可惜的是"时光不能倒流"啊！

为了不再出现第二个、第三个笑笑，我们来探讨一下，什么情况下的性早熟需要引起家长和医生的重视，要刨根问底弄清病因，当机立断进行治疗。

性早熟指的是女孩在 8 岁前、男孩在 9 岁前出现第二性征（包括乳房增大，或出现腋毛、阴毛、胡须，或有变声、喉结等）及内外生殖器官发育（如男孩睾丸、阴茎增大，女孩 B 超提示卵巢增大等）。女孩在 10 岁前月经来潮也属于性早熟。符合性早熟定义又有下列表现之一的患儿，均要引起家长和医生的特别关注：

① 阴道有分泌物或阴道出血（新生儿期除外）；

② 乳晕增大或色泽变深；

③ 溢乳；

④ 出现较明显的阴毛和腋毛；

⑤ 外阴色素沉着；

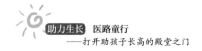

⑥ 阴蒂肥大;

⑦ 短期内骨龄进展明显;

⑧ 伴有生长加速;

⑨ 两侧睾丸明显不等大;

⑩ 皮肤色素沉着、多毛;

⑪ 有头痛、呕吐等颅高压症状;

⑫ 有视力下降或视野缺损;等等。

有上述情况的性早熟患儿一定要转诊至儿科内分泌或生长发育专科检查,判别性早熟的类型,查找原因和采取行之有效的治疗方法。切勿耽搁!

六、微妙的"小青春期"

萱萱是个 1 岁的女宝宝。2 个月前洗澡时,妈妈发现萱萱的乳房大了,妈妈非常担心!带萱萱到当地医院去看,医生给做了 2000 多元钱的检查,垂体 MRI 无殊,盆腔 B 超未发现子宫卵巢增大,促性腺激素释放激素(GnRH)激发试验后黄体生成素(LH)峰值 8.1IU/L,卵泡刺激素(FSH)峰值 25.8IU/L,当地医生诊断为中枢性性早熟,让孩子注射抑那通(GnRHa),家长不接受,医生就给开了"大补阴丸"。孩子服药后一周,食欲明显减退,妈妈赶紧带着萱萱到省城大医院求诊。

那天上午门诊,凑巧连续接诊了 3 个像萱萱这样乳房增大的宝宝,其中有 2 个已在当地服用了"大补阴丸"。我就这个话题与进修医生们讨论：宝宝乳房增大是怎么一回事？需要做 GnRH 激发试验吗？需要服"大补阴丸"吗？宝宝乳房大了该注意什么？

（一）宝宝乳房增大是怎么一回事？

2 岁以下的宝宝乳房增大大多属于单纯乳房早发育，是部分性性早熟（又称不完全性性早熟）中最多见的一种，往往跟"小青春期"有关。这些宝宝除了乳房增大外，一般不伴有子宫和卵巢的变化，没有其他性征（如阴毛、腋毛）的出现，也没有出现骨龄的提前和身高的加速增长等现象。

宝宝为什么会有"小青春期"？乳房发育受下丘脑 – 垂体 – 性腺轴的调控，机制非常复杂。一般性腺和性征发育分为胎儿期、围产 – 婴儿期、儿童期、围青春 – 青春期四期。研究发现，围产 – 婴儿期时，受到母体高雌激素的影响，婴儿下丘脑 – 垂体 – 性腺轴部分活化，负反馈敏感性低，当卵巢分泌的雌激素（E2）增多时，FSH 的分泌无明显减少，造成一时性的血液中 E2 及 FSH 均增高，导致乳房增大。围产 – 婴儿期受到外界因素的影响，也特别容易发生一过性的乳房增大。这种现象称之为"小青春期"。

女孩在 2 ～ 3 岁以后直至青春发育前，下丘脑 – 垂体 – 性腺轴进入静止期，正常情况下，此期下丘脑 – 垂体 – 性腺轴对性激素的负反馈有极高的敏感性。所以，2 ～ 3 岁以后大多数女孩婴儿期开始增大的乳房逐渐变软乃至消失。

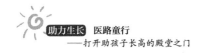
（二）萱萱需要做 GnRH 激发试验吗？

在"小青春期"，婴儿下丘脑 - 垂体 - 性腺轴呈部分活化状态，女孩出生后 2 ～ 4 个月 FSH 水平上升（会持续 2 ～ 3 年），男孩 LH 水平上升（见图 3-1），GnRH 激发后，LH 和 FSH 水平很容易被激发，导致女孩的 FSH 水平会很高。因此，2 岁不到的宝宝一般不需要做 GnRH 激发试验。

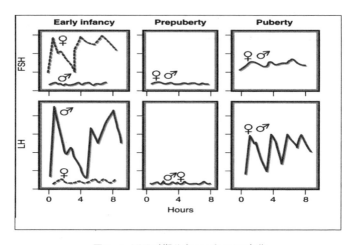

图 3-1 不同时期儿童 LH 和 FSH 变化

注：Early infancy：婴儿早期；Prepuberty：青春期前；Puberty：青春期

（三）萱萱需要服"大补阴丸"吗？

"大补阴丸"滋阴降火，用于阴虚火旺、潮热盗汗。药物说明书的注意事项里注明：感冒病人不宜服用，虚寒性患者不适用。所以，对 1 ～ 2 岁的宝宝来说，是不适合服用的。一是"小青春期"是自然现象，绝大多数的宝宝乳房增大是一个自限性的过程，没有必要服药治疗；二是服用了"大补阴丸"后，会影响宝宝的食欲和胃肠功能。对稚嫩的宝宝来讲，再怎么谨慎用药都不为过！换句话来说，就是对宝宝用药，需谨慎！再谨慎！

（四）宝宝乳房大了该注意什么？

1. 排除疾病因素引起的乳房增大

对待乳房早发育，最重要的是排除真性（中枢性）和假性（外周性）性早熟。临床需要观察和鉴别。有下列表现之一的，均要引起家长和医生的特别关注：

（1）阴道有分泌物或阴道出血（新生儿期除外）；

（2）乳晕增大或色泽变深；

（3）溢乳；

（4）出现较明显的阴毛和腋毛；

（5）外阴色素沉着；

（6）阴蒂肥大；

（7）短期内骨龄进展明显；

（8）伴有生长加速；

（9）两侧睾丸明显不等大；

（10）皮肤色素沉着、多毛；

（11）有头痛、呕吐等颅高压症状；等。

2. 需要动态观察随访

80%的婴儿乳房发育在2岁内消失，少数延迟到3岁左右消失。但是，还是有一小部分孩子乳房增大持续不退，延续到青春期；其中极少部分人转变为中枢性性早熟。所以，如果2～3岁

89

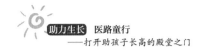
孩子乳房还没有消退需要定期随访，做进一步检查。

3. 尽量避免有害因素的影响

儿童性早熟的发生可能与以下因素有关：长期吃高蛋白饮食、环境中类雌激素污染物的影响、摄入含有性激素的食物、经常接触与性有关的传媒等。

所以，均衡膳食，少吃油炸类食品和高蛋白食物，多吃新鲜蔬菜，不要服用可能会促性腺激素分泌的保健品，不要接触化妆品，避免接触色情影像／刊物，加强室外运动，对孩子的健康成长有利。

七、众说纷纭的补锌和补钙

网上有人问：我家宝宝从小就比较瘦弱，听别人说这是缺微量元素和钙造成的，我想给他补补，但不知道先补锌还是先补钙好？有人说，先补钙；有人说，先补锌；有人说，一起补；众说纷纭。那么，宝宝到底怎样补锌和补钙最好呢？

要回答这个问题，首先我们要了解微量元素和钙有什么作用？缺了或多了对孩子有什么影响？

（一）生长发育与微量元素和钙的关系

人体内主要的微量元素包括铁、锌、铜、碘、氟……

缺铁可导致贫血、免疫功能低下，细胞色素及酶的活性减弱，氧的运输和供应不足，能量代谢紊乱，生长发育落后，大脑蛋白、神经胶质纤维酸性蛋白等的合成受到不同程度的影响。

缺锌可导致厌食、反应迟钝、免疫力下降、生长迟缓等。缺锌的孩子会有异食癖，如无意识地咬食指甲，撕咬手部皮肤，吃石灰、煤渣。

缺铜可致骨骼发育受阻、结构疏松，甚至发育停止。

缺碘可导致智力低下、体格生长落后。

缺氟可致小儿龋齿等。

钙不属于微量元素，凡是占人体总重量的 0.01% 以上的元素，如碳、氢、氧、氮、钙、磷、镁、钠等，均为宏量元素；钙也属于矿物质，缺钙可导致佝偻病。

（二）宝宝不能承受过量补充微量元素和钙

铁过量会引起脑部神经损伤；铜过量会影响智力、肾损伤、骨关节变化；氟过量会导致先天愚型、记忆力减退、大脑发育迟缓等；锌过量会导致体内微量元素比例失调、贫血；钙过量会导致便秘、高钙尿、肾结石、软组织钙化等。

（三）影响微量元素和钙吸收的因素

1. 微量元素间相互影响

过量的铁和钙的摄入会降低锌的吸收效率；摄入过量锌也会影响铁的代谢，会使血清中铜的含量降低。

2. 食物成分的影响

纤维质食物进食过多会影响铜、铁、锌等微量元素的吸收；

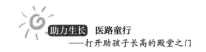
谷物、豆类和坚果中含有植酸，其可与很多微量元素形成螯合物，影响人体对微量元素的吸收。因此，食用高纤维、高植酸食物时，适当食入动物蛋白，可提高微量元素的利用率。人食自土、饮自水，根据地区特点，在食物中添加合理的微量元素很有必要。

（四）了解宝宝缺乏微量元素的蛛丝马迹

宝宝出现以下情况，要注意排查是否有微量元素缺乏。

宝宝食欲不振，有脱发现象或头发变得稀疏缺乏光泽；宝宝不像以前那样爱活动了，面部表情不那么丰富了；宝宝有些爱发脾气，睡眠减少或增多，或夜间睡眠有些不安稳；宝宝皮肤不像以前那样细腻，牙齿有些发黄；宝宝不像原来那样兴致勃勃，生长发育变得缓慢了；宝宝的小脸蛋不再那样红扑扑的了；宝宝哭时，会发生屏气（俗话就是哭得背过气去了）；宝宝常常说肚子痛或腿痛；宝宝比原来更容易感冒了或感冒了好得不像原来那么快了；等等。

（五）父母对钙、维生素 D 认识和使用上的误区

大多数父母对佝偻病有足够的认识，但具体到他们自己的宝宝身上，认识往往出现比较大的偏差，处理方法上也存在不少误区。

误解一：把佝偻病称为"缺钙"

维生素 D 缺乏性佝偻病主要是由于体内维生素 D 不足，致使钙、磷代谢失常的一种慢性营养性疾病。"缺钙"是继发于维

生素 D 不足的，当然，也有宝宝是单纯摄钙不足，或两者兼而有之。也就是说，维生素 D 不足、摄钙不足或两者兼有都可导致佝偻病，而最常见的是维生素 D 不足。所以，把佝偻病称为"缺钙"是不恰当的，容易引起人们的误解。

由于这样的误解，在没有医生指导的时候，父母就十分重视补钙，给宝宝吃各种各样的补钙产品，而忽略了维生素 D 的合理补充，结果导致无效补钙。相反，补钙过多，体内的钙不能被有效利用，从尿便中被排泄，不但浪费药源，还会导致宝宝便秘、高钙尿，影响胃肠道和泌尿系功能。

误解二：佝偻病宝宝低钙

"缺钙嘛，血钙水平一定低喽。"这是不全面的认识！维生素 D 缺乏可导致两种情况，一种是维生素 D 缺乏性佝偻病，以骨骼改变为主要表现，但是此病的患儿血钙水平可在正常范围或偏低。一种是维生素 D 缺乏性手足搐搦症，此病多见于 6 个月以内的婴儿，以血钙水平低为主要表现。这主要是由于维生素 D 缺乏时，甲状旁腺代偿性分泌不足，不能使低血钙恢复，出现低血钙表现。所以，患佝偻病时，血钙水平不一定低。

误解三：只要补充足量的维生素 D 和钙剂就不会患佝偻病

对于绝大多数（95% 以上）的维生素 D 缺乏性佝偻病的确是这样的，但对于少数佝偻病则不然，经过常规预防或治疗仍不见效的佝偻病，应排除特殊原因造成的佝偻病，如家族性低磷血症、远端肾小管性酸中毒、维生素 D 依赖性佝偻病和肾性佝偻病等。

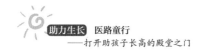
误解四：多汗、烦躁、易惊、枕秃是佝偻病的特异性表现

仅依据临床表现，诊断佝偻病准确率是很低的。哪一个表现都不是特异性的，正确诊断必须源自对病史资料、临床表现、血生化检测结果和骨骺 X 线检查的综合判断。血清 25- 羟维生素 D（25-（OH）D）水平在疾病早期即明显降低，是可靠的诊断标准。

常有父母询问，他们的孩子有枕秃，晚上睡觉不好，医生诊断缺钙就开了巨能钙、依可欣服用。分析一下：一是诊断错误，单凭枕秃、晚上睡眠不好是不能诊断缺钙或佝偻病的；二是如果小儿确实患有佝偻病，服用巨能钙和每天一粒依可欣也不能有效治疗佝偻病，服用的量只是预防量，这是对缺钙和佝偻病的概念不清。

误解五：补钙就能预防佝偻病

佝偻病的病因是维生素 D 摄入不足致使钙、磷代谢失常，导致佝偻病最主要的原因是维生素 D 摄入不足，钙摄入不足是次要的。因此，单纯补钙是不能预防佝偻病的。

误解六：晒太阳，就不用补维生素 D 了

"大夫告诉我每天晒太阳就不用补维生素 A、D 了，所以我们从宝宝生下来就一直给宝宝晒太阳。"

"在室内？还是室外？"

"室内。"

"开窗户吗？"

"没开，天气太冷了。"

这位患了佝偻病的宝宝 8 个月大，从出生到现在只补过两周的维生素 A、D，钙片吃了几盒。

维生素 D 缺乏是导致佝偻病的最主要原因，维生素 D 的来源，一是食物，二是阳光照射皮肤产生的。阳光中的紫外线可被玻璃阻挡，所以隔着玻璃晒太阳起不了促进维生素 D 生成的作用。婴幼儿，尤其是 6 个月以前的早期婴儿不建议暴晒太阳（易导致皮肤病变），若其维生素 D 来源极其不足，则必须通过额外补充才能满足婴儿的需求。没有足够的维生素 D 参与，补充再多的钙对预防佝偻病都是无效的，不但浪费药物，还会引起宝宝便秘和泌尿系结石。

（六）宝宝到底怎样补锌和补钙最好呢？

我们回到本文开头，那家宝宝从小就比较瘦弱，但这不一定是微量元素缺乏啊！是否存在喂养问题？是否存在胃肠吸收不良？是否存在肠道菌群失调？如果存在，需要及时调理治疗。如果宝宝小于 1 岁，是一定要补充维生素 D 的，它可以预防维生素 D 缺乏性佝偻病。判断宝宝是否有佝偻病或微量元素缺乏，需要找找宝宝是否有佝偻病的表现，是否存在微量元素缺乏的蛛丝马迹，查查血 25- 羟维生素 D 和微量元素水平，做到缺什么补什么。

孩子如果出现生长缓慢、反复感染、食欲下降和反复皮疹时，最好到医院进行血清锌检测。若血清锌指标降低，在排除其他疾病后，可诊断为锌缺乏症，这时才需要补锌治疗。

预防宝宝缺锌首先要鼓励母乳喂养，母亲初乳的锌含量高且含有锌的配位体，有利于婴幼儿的吸收。婴儿 6 个月后逐步添加

95

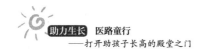

蛋黄、肉类、动物肝脏等辅食，或者食用强化锌的配方奶和婴儿米粉等。

生活中，有些家长喜欢给孩子服用钙锌合剂或钙铁锌合剂，以为可以同时补充多种必需元素。实际上，同时服用含钙、铁、锌的复合制剂时，铁和锌的存在会导致钙的吸收率降低，而且钙也会使锌几乎不能被人体吸收。因此，如果同时缺锌又缺钙，一定要先补充维生素 D，然后遵守"先补锌，后补钙"的原则，两者用药时间至少间隔 2～3 小时。

八、小胖墩的地域差异

流行病学研究结果显示，中国的肥胖（BMI > 28.0）的人群分布，由北向南呈逐步收紧趋势，北方地区肥胖率平均超过 35%，而南方地区肥胖率平均只占 27%。北方胖子多，南方胖子少，尤其东北地区更是胖子的"重灾区"。为什么北方比南方胖子多？

综合《健康时报》报道及国内外研究发现，肥胖的发生有以下特点。

（一）与气候和吃有关

中国人口肥胖地图上北方肥胖率高于南方有其必然性，这与地域气候、饮食习惯等多种客观因素相关。

纬度越高的地区，天气越冷，人们运动更少，代谢慢，这是肥胖的主要成因。在东北高寒地区，居民更是形成了多吃少动的习惯，也就造成了东北地区肥胖率居高不下的现象。以辽宁省为例，辽宁省发布的数据显示，辽宁省居民的超重、肥胖问题明显，肥胖率比全国平均肥胖率高出 7 个百分点。

与之相反的是，南方地区肥胖率普遍较低，其中十分关键的原因就是天气热导致当地人基础代谢快。据贵州省疾病预防控制中心慢性病防治研究所发布的数据，2012 年贵州省成人超重率24.6%，肥胖率 7%，低于全国平均水平（超重率 30.1% 和肥胖率11.9%）。除了天气因素，肥胖还可能与人的饮食结构息息相关。以广东省为例，广东省胖子少，与广东人膳食上一贯保持传统饮食观念不无关系，餐前喝汤，饮食偏清淡；而北方城市居民的膳食中，谷物偏少，高脂肪、高胆固醇的食物越来越多，使得北方人在这样的饮食中日积月累地增加了肥胖的因素。

（二）大城市胖子多

最近发布的研究报告表明，大城市肥胖人群数量居高不下。数据显示，北京、上海、南京等地减肥人群中，肥胖者比例均超过 40%，其他城市平均为 27%。

大城市肥胖人群数量高，除了与当地的生活水平、饮食习惯有关外，大城市较快的生活节奏与高强度的工作，也是造成肥胖的间接原因。

中国迅速的城市化发展正在给肥胖提供最有支撑的"动力"：城市的生活让人久坐时间长，能更多地依赖汽车交通，也能更方便地接触到更多的美食。肥胖对于人体健康有很大的影响，严重者甚至可能会导致多种疾病。因此，必须把肥胖问题重视起来，实施对于肥胖的有效干预，科学控制体重。

97

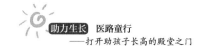

肥胖还要看腰围

当今，越来越多肥胖者选择减肥，这不仅是为了美，还因为大家的保健意识增强了，知道肥胖会带来心脏病、高血压、糖尿病等慢性疾病。75% 的肥胖人士可能患有脂肪肝，这对身体危害大。

用餐时，建议大家要防止过多的热量摄入。以前冬天可以吃的东西少，所以可以让身上"贴"一点膘，但现在吃的东西不缺了，膘"贴"多了就分解不了了，摄入与支出不平衡，因此一定要控制。

需要提醒大家的是，中国人的肥胖主要是苹果型肥胖，脂肪堆积在腰部，内脏周围脂肪多，这更易患各种慢性病；西方人的肥胖为梨形肥胖，脂肪堆积在大腿和臀部，患慢性病概率低。因此，中国人判断肥胖还要看看腰围，成年男性腰围别超过 85cm，女性别超过 80cm。

肥胖也看腰臀比

过去，肥胖的重要指标是依据身高、体重计算体脂肪得出的BMI。但现在，即使你有"健康的"BMI、小屁股、瘦瘦的手臂和大腿，如果裤扣不太容易扣紧，还是得留意一下腰臀比。与BMI相比，腰臀比可以更准确地衡量一个人的健康状况。

腰臀比是判定是否是中心性肥胖的重要指标，腰臀比数值高的疾病风险甚至比体重超标还要大！从目前研究数据显示来看，腰臀比数值高的人患糖尿病、中风、冠心病和其他类型心脏病的风险更高。研究显示，腰臀比每增加 0.1，男性早亡的概率增加

34%，女性则增加23%。

腰臀比的数值增大，就意味着腹部脂肪的堆积。正如我们常说的"腰带长，寿命短"，堆积在腰腹间的脂肪一方面会引起胰岛素抵抗，诱发糖尿病，另一方面会导致脂肪扩散入血，进而引起心血管疾病。

计算腰臀比，其实也蛮简单的。首先需要测量腰围和臀围的尺寸，再用腰围数值除以臀围，就计算出了腰臀比。美国运动医学学会推荐的评价方法是，当男性的腰臀比 ≥ 0.94，女性的腰臀比 ≥ 0.82 时，就不合理了。而在我国，成年男性腰臀比平均值高于 0.9，成年女性平均值高于 0.8，可诊断为中心性肥胖，这意味着健康风险的加大，糖尿病、高血压很容易找上门来；对于男人来说，还增加了患心脏病的风险。

儿童肥胖可算腰围身高比

儿童中心性肥胖的简易识别方法：建议应用腰围身高比（waist-to-height ratio，WHtR）作为筛查指标。WHtR 切点：男童 0.48，女童 0.46。也就是说，男孩 WHtR ≤ 0.48，女孩 WHtR ≤ 0.46。

如何拥有好身材

正如一些外国文献发表的研究报告提到的一样，凡是有大肚腩的人都应该多吃花椰菜并增加运动时间，还要学会科学地释放压力，例如深呼吸或做瑜伽，坚持每周至少 3 次半个小时以上的有氧运动。

除了多动还要少吃，别像猪八戒一样，走了十万八千里，没

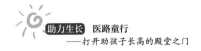

有管住嘴，照样胖！

另外还需要学会调节心理压力，中医认为，欲修其身者，先正其心，摒弃通过狂吃来解压的不良生活习惯。只有心态端正后，才能合理地释放压力，也能够有效改善人们不健康的生活方式带来的腹部肥胖。

九、走出儿童糖尿病之误区

半年前，我们曾收治一例来自农村、昏迷1天的12岁糖尿病孩子。经过积极抢救、精心调整胰岛素剂量，孩子12天后好转出院，回家后坚持胰岛素注射2月余，血糖稳定、身体状况明显好转。邻居说："村东××是糖尿病，村西×××也是糖尿病，都是省城大医院看的病，只是吃吃药、饮食控制，从来不打针，也是好好的，你家孩子为什么要每天打针呢？父亲也反对母亲天天给孩子打针。3个月前孩子停止打针，改吃中药治疗。一周前受凉后，孩子出现发热、精神萎靡、昏昏欲睡，送县医院一查，已发展成严重糖尿病酮症酸中毒，临时处置后又转送至我院抢救。这一事件发生的原因主要是家长对1型糖尿病认识上存在误区。

随着社会经济转型和生活方式的迅速改变，许多所谓的"成年期慢性病"在肥胖青少年中越来越普遍。我们的前期研究发现，在中、重度肥胖青少年中患有脂肪肝的比例高达50%左右，患有代谢综合征的比例超过10%，患有2型糖尿病的比例可达

1% ～ 2%。这些潜伏有多种危险因素的糖尿病青少年是未来几十年心脑血管病的高发人群，如果等至成年后发生心肌梗死、脑卒中等事件再去救治，无论采取何种方法都是成本高、有创伤、仅有姑息效果的亡羊补牢之举。

糖尿病是因为胰腺不能制造足够的胰岛素，或机体不能有效地运用胰岛素来降低血糖，使体内糖无法被氧化产生能量、血液中糖蓄积增多致血糖水平上升、尿液中有糖排出并带出大量水分而导致的。糖尿病患儿排尿频密、经常口渴，爱吃东西却体重减轻，容易疲累，严重者甚至发生酮症酸中毒和高渗性昏迷。我们发现，家长在儿童糖尿病的认识上存在一些误区和盲点，走出这些误区对于患儿恢复健康和提高生活质量具有积极意义。

有家长认为，患糖尿病只要注意控制饮食、吃些药就没事了。1 型糖尿病好发于儿童，少数一出生就存在，多数在儿童期或青少年期才被诊断。它的发病机制主要是：特异性体质的个体，在被病毒感染或其他因子触发后产生了自身变态反应，导致胰岛 β 细胞遭受破坏、胰腺不能足够地制造胰岛素从而导致血糖上升而发病。1 型糖尿病目前无法根治，患儿必须长期注射胰岛素以控制病情。

也有家长认为，孩子没有多饮、多尿，就不可能是患糖尿病。确实 2 型糖尿病不同于 1 型糖尿病，它的发病机制主要是机体对胰岛素不敏感而导致血糖上升，得病初期或许没任何症状，仅从临床表现观察难以确定是否患病，但是体内激素和血糖的波动是先于临床表现的。2 型糖尿病一旦出现多饮、多尿、多食及

101

体重减轻就已是中型糖尿病了。2型糖尿病好发于中老年人，但孩子也可发病。肥胖是青少年2型糖尿病的主要独立危险因素之一。现在的儿童营养过剩，快餐吃得多，又经常使用电脑、看电视、长时间通过电话聊天等，运动量不足，这些都可能造成肥胖症。2型糖尿病又与遗传有关，如果父母患有糖尿病，肥胖孩子得2型糖尿病的概率就更高。其实，肥胖孩子颈项、腋窝及背部肤色发黑、洗不干净，就是机体对可能发生2型糖尿病发出的信号。

糖尿病能预防吗？1型糖尿病目前尚没有很好的预防方法。青少年2型糖尿病与肥胖密切相关，儿童期不肥胖，青少年期患2型糖尿病的概率也会下降。因此，孩子要定期进行体检。孩子在生后第3个月、6个月、1岁、3岁、6岁以及进入小学、初中后的每一年，都要测量身高、体重。当孩子体重超过同年龄、同性别正常儿童平均体重20%时就要引起注意了。只要及时纠正不良的生活习惯和饮食习惯，少喝饮料、少吃油腻和高热卡食物，多吃蔬菜和纤维量较多的食物，增加活动量，保证睡眠，减轻体重，处于萌芽状态的并发症和功能紊乱就能得到及时控制和逆转。当肥胖孩子体重超过标准30%以上或颈项、腋窝及背部肤色发黑、洗不干净时要检测空腹血糖、胰岛素、肝功能和血脂，接受糖耐量和胰岛素释放试验检查，以便尽早发现胰岛素抵抗或糖耐量受损，及时进行干预，阻断2型糖尿病的发生。

孩子得了糖尿病，家长需要注意什么？除了药物治疗外，饮食是治疗的一个关键。父母应该控制孩子的进食量，严格控制甜食摄入，让其多吃蔬菜和纤维量较多的食物。孩子的病情如果受控制，一般不会影响生长。如果血糖长期偏高，孩子就会长不高，甚至延迟进入青春期。家长也应该鼓励孩子多运动。长时间坐在电视机和电脑前，所摄取的动物脂肪会聚积在体内，导致身体肥胖。无论是肥胖儿童还是糖尿病儿童都需要运动，运动能增加肌肉等组织对胰岛素的敏感性，有利于降低血糖，也有利于防止肥胖孩子发生糖尿病。糖尿病儿童可以参加各类活动，包括体育活动，但必须有人督导，调整生活习惯以适应运动量。如果运动量增加，患儿血糖就会降低，当天可能需要减少胰岛素注射量或多吃一点食物。老师和同学对患病学生应该给予特别关注。

糖尿病本身并不可怕，可怕的是其容易合并各种感染，后期会产生神经系统病变，引发失明和心血管疾病等并发症。这些并发症是使糖尿病患者最终致残及致死的根本原因。通过医生、家长、老师和孩子多方合作，控制饮食，调整行为习惯，加以适当运动，减少肥胖，让孩子远离糖尿病的危害。

十、20分钟与一生

假期一到，来医院检查身体的小胖墩就多起来了。小明和小刚住同一病室，两个11岁小男孩均喜欢吃荤菜，胃口很好。小明 BMI 为 24.8kg/m^2，小刚 BMI 为 25.5kg/m^2。检查结果：小明有

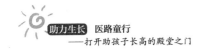
高脂血症和高胰岛素血症，而小刚的各项检查没有问题。为什么小明没有小刚那么胖，检查结果反而不好呢？

原来，小明不喜欢运动。他的父母抱怨孩子学习紧张，上下学派专车接送，他平时每天功课做到晚上 10 点，休息天睡懒觉，宅在家里玩电脑。小刚则喜欢打羽毛球，一有空就让父亲陪他玩。这个检查结果表明：运动和不运动差很多！

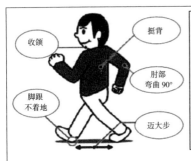

《美国临床营养学杂志》一项最新研究表明，每天 20 分钟的快走可以降低久坐不动的人过早死亡的风险。研究人员也发现，有趣缺乏运动引起裹扎死亡的风险是肥胖的 2 呗。所以，缺乏运动比肥胖更可怕。

（图片来自网络）

看看科学家是怎么说的。

神经学家格里高利·伯恩斯指出，人类大脑本质上是一坨懒惰的肉。但如果带上与之相连的身体来一场轻快的散步或慢跑，你会发现，大脑犹如 Lite-Brite 光盒，霎时间发光发亮。体育锻炼激活并影响大脑，有着更多复杂而微妙的方式。人体运动时，全身上下的血压和血流量增加，大脑也不例外。伊利诺伊大学厄巴纳 - 香槟分校心理学副教授 Justin Rhodes 在《科学美国人》（*Scientific American*）杂志中写道：血流速更快意味着能量与氧气更多，大脑的表现也更好。

多年研究表明，海马体，即存在于大脑两侧的松软海马状区域，与学习新事物及记忆的形成息息相关，会在运动时得到高度激活。而近期研究揭开了运动激活并影响大脑的更为复杂而微妙的方式。

运动为大脑的信息高速路提速

脑灰质，就是我们体检时脑图像上那块肉乎乎、皱巴巴的东西，它只是大脑运作真相的一半。伊利诺伊大学厄巴纳–香槟分校近期开展研究，观察儿童与成人的大脑，发现脑白质——连接和传输大脑信号的神经纤维网络——在运动状态下会变得更为坚韧与紧凑。

"脑白质越是精简与紧凑，大脑运转的速度与效率就更高。"克里斯托弗·柏格兰（Christopher Bergland）在《今日心理学》（*Psychology Today*）杂志中写道，"我们最大的敌人是久坐不动……每天一点点运动就能有助于保持脑白质的完整性。"

运动把心与脑连在一起

众所周知，体育锻炼有利于心血管健康。但最新调查发现，健康的心脏也会影响大脑功能，而运动正是联系两者的关键纽带。研究员克劳丁·高迪尔（Claudine Gauthier）指出，主动脉负责将含氧血液运送到整个人体，包括大脑，随着我们年龄的增长，主动脉是人体动脉首先硬化的位置。

蒙特利尔大学高迪尔团队近期发布了一项研究，发现积极锻炼身体、主动脉状态更佳的老年人在认知测试中表现更好。"运动延缓认知能力衰退的途径之一，或许就是维持血管的弹性。"高

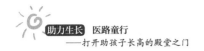
迪尔说道。结论：健康的心脏成就健康的大脑。

肌肉活动与大脑健康的联系

运动过程中，人体肌肉会产生一种叫 PGC-1alpha 的蛋白质。据《纽约时报》（*New York Times*）的格雷琴·瑞诺兹（Gretchen Reynolds）所说，这种蛋白质有助于分解犬尿氨酸，一种因压力而在血液中积累的物质。

鉴于运动能够促进人体内 PGC-1alpha 蛋白质的产生，从而分解容易引起抑郁的犬尿氨酸，研究员的结论是"运动降低了患抑郁症的风险"。

每天 20 分钟就能改变身体状况

运动是人类与生俱来的本能，然而痴迷屏幕的现代电子信息文化却催生了孩子长时间静坐不动的坏习惯。说到运动，最重要的问题就是需要达到怎样的频率和时长，我们才能真正获得运动的好处。科学家认为，每天只需要 20 分钟，尤其是在本身并不活跃的情况下。"运动头 20 分钟为经常久坐不动的人提供了最主要的健康益处。""延年益寿，降低疾病风险，这一切都发生在前 20 分钟。"所以说，每天花 20 分钟运动，会保你一生健康。

中国的中小学生有点累，学习压力大。但是，今天我们的重点并不是通过运动达到减肥的目的，而是强健体魄，保持心脏与大脑的健康状态。"只要你开始定期锻炼，改善健康，即便最后体重一斤未掉，也能延长寿命，提高生活质量"，有位科学家总结道。

孩子们，和爸爸妈妈一起动起来吧！利用一切机会，如走路上学、放学。不爱活动的人，每天快走 20 分钟，就能改变身体状况！

图书在版编目（CIP）数据

助力生长 医路童行：打开助孩子长高的殿堂之门 /
梁黎，王春林主编. -- 杭州：浙江大学出版社，2022.4
ISBN 978-7-308-22495-6

Ⅰ. ①助… Ⅱ. ①梁… ②王… Ⅲ. ①儿童－身高－
生长发育－基本知识 Ⅳ. ①R339.31②R179

中国版本图书馆CIP数据核字(2022)第057452号

助力生长 医路童行：打开助孩子长高的殿堂之门

梁 黎 王春林 主编

责任编辑	徐素君	
责任校对	丁佳雯	
封面设计	林智广告	
出版发行	浙江大学出版社	
	（杭州市天目山路148号　　邮政编码　310007）	
	（网址：http://www.zjupress.com）	
排　　版	杭州林智广告有限公司	
印　　刷	杭州高腾印务有限公司	
开　　本	880mm×1230mm　1/32	
印　　张	3.75	
字　　数	90千	
版 印 次	2022年4月第1版　2022年4月第1次印刷	
书　　号	ISBN 978-7-308-22495-6	
定　　价	20.00元	